脂肪真相

为什么减肥如此艰难

[美]西尔维娅·塔拉（Sylvia Tara）著　　钱晓京 贾文军 译

THE SECRET LIFE OF FAT

THE SCIENCE BEHIND THE BODY'S
LEAST UNDERSTOOD ORGAN AND WHAT IT MEANS FOR YOU

人民邮电出版社
北　京

图书在版编目（CIP）数据

脂肪真相：为什么减肥如此艰难 / (美) 西尔维娅
·塔拉 (Sylvia Tara) 著；钱晓京 ，贾文军译.
北京：人民邮电出版社, 2025. -- (科学新生活文丛).
ISBN 978-7-115-67051-9

Ⅰ. R161

中国国家版本馆 CIP 数据核字第 2025AD9757 号

- ◆ 著　　　　［美]西尔维娅·塔拉（Sylvia Tara）
　　译　　　　钱晓京　贾文军
　　责任编辑　刘　朋
　　责任印制　陈　犇
- ◆ 人民邮电出版社出版发行　　北京市丰台区成寿寺路 11 号
　　邮编　100164　电子邮件　315@ptpress.com.cn
　　网址　https://www.ptpress.com.cn
　　固安县铭成印刷有限公司印刷
- ◆ 开本：720×960　1/16
　　印张：14　　　　　　　　　　2025 年 8 月第 1 版
　　字数：218 千字　　　　　　　2025 年 11 月河北第 2 次印刷
　　著作权合同登记号　图字：01-2017-3670 号

　　　　　　　　　　定价：58.00 元
读者服务热线：(010)81055410　印装质量热线：(010)81055316
反盗版热线：(010)81055315

内容提要

在当今社会，从未有哪个身体器官或者组织像脂肪那样令人厌恶，世界各地的人们都在千方百计地减少脂肪，并不惜为此投入大量时间和金钱，忍受节食和手术等带来的各种痛苦。胖人想减掉多余脂肪，瘦者希望更加苗条，似乎永无止境。

尽管如此，我们的身体却离不开脂肪。脂肪赋予我们生命，直接控制着青春期的启动，影响着生殖发育，参与新陈代谢，调节免疫系统，储存能量，保护人类健康。事实上，身体为了防止脂肪流失采用了多重防御机制，如脂肪可以利用干细胞再生，受到威胁时会增强我们的食欲，利用病毒、细菌和基因进行自我扩展。在本书中，作者依据新近研究成果，结合自身经历以及大量真实案例和故事，深入分析了脂肪作为内分泌器官对健康的重要影响，揭示了脂肪的运作机制，提供了减脂瘦身的科学方法，为我们如何正确对待脂肪指明了方向。

希望你能从本书中有所收获。

特别提醒

本书属于非虚构类作品。除了被报纸和杂志引用过或经当事人同意披露的案例外，本书中的人物都采用化名，隐去了他们的真实身份。请读者谨记这些案例不适用于所有人。本书无法替代专业人士针对你的情况提供的建议。在制订任何膳食或运动计划前，请务必咨询医生，对孕妇、患有疾病或者出现症状需要治疗的人士来说更是如此。

献给我的父母。

序
Preface
—

在一个凉风习习的周五晚上，忙碌了一周的我终于可以坐下来和朋友们共进晚餐了。我当时还是一名正在攻读生物化学专业博士学位的学生，那一周我忙于做研究、听课和教学。从少年时代起，我就对生物学产生了浓厚的兴趣，尤其对身体为何生病以及如何调理身体感兴趣。微小的分子会对我们的身体、思想和生活质量产生影响，这个理念让我着迷。

虽然我很高兴学到关于人体构造和机理方面的知识，但另一个兴趣点——体重问题又吸引了我。我不仅希望获得职业生涯的成功，还希望保持身材苗条。即使我密切关注体重，将体脂控制在一定范围内也并不容易。在这一天的早上，我如往常一样计算当天将摄入的热量，精心搭配食用的谷物、蛋白质和蔬菜。我远离所有有趣的食物，不吃含过多碳水化合物的点心，也不喝酒。我每天坚持跑步40分钟，还做负重训练。经过数月的勤奋训练之后，我即将取得健身的胜利。

坐下来点餐时，我坚定地要了一份沙拉和一杯水。连续一段时间以来，我都是饿着肚子上床睡觉的，这是身高为1.6米的我将体重保持在50千克以内的秘诀，这样我才能穿上紧身牛仔裤。只有体重保持在这个范围内，我的生活才是正常的，我才可以像其他同学一样出去约会，对未来充满信心。

但是，那一晚发生的事情永远改变了我对身体的看法，我对自己的节食计划不再感到骄傲。一定有一些玄妙的事情发生在我的身上，证明我是"不正常的"。

究竟发生了什么事？晚餐时，我的朋友贝姬点了啤酒和墨西哥卷饼，并且将它们吃得一干二净。是的，就是这样一件琐碎的小事改变了一切。

贝姬的身高只有1.5米，体重大概只有43千克。她从不去健身房，而且喝含糖的拿铁咖啡，喜欢吃各种快餐。她和我一样整天都在实验室中工作，晚上常常面对一台计算机坐着。这位身材娇小的女子将豆子、大米、酸奶油、鳄梨酱和切达干酪都包在一张玉米饼里做成一个大的墨西哥卷饼，然后再喝杯啤酒，一切仿佛顺理成章。她既没有负罪感，也不担心体形变化。吃完这些食物，她没有什么不自在，第二天早上也不会上跑步机锻炼。她什么也没做。晚上8点吃一顿包含3300千焦热量的晚餐，对她来说是一件很普通的事。更重要的是，她的牛仔裤比我的还小一码！

这怎么可能？为了保持身材，我忍饥挨饿，过着自律、上进的生活，只要稍有懈怠就会付出代价。然而，这个体形娇小的女人一顿饭的进食量就是我的3倍，却轻轻松松地保持了苗条的身材。我仿佛看到大自然在当面嘲笑我："看看我的厉害吧，世界就是不公平的！你对此无能为力！"

这让我意识到我们并不是生而平等，至少对脂肪来说是这样。正如有人长得高些，更容易出汗，或者头发比较多一样，有些人容易长脂肪，而我就是其中之一。很久以前，我就发现有些事情不对劲，墨西哥卷饼事件令我不得不面对现实。

当我还是个孩子时，腹部总有一些多余的脂肪。9岁那年夏天，我和朋友们参加了一个比基尼泳池派对，当时其他朋友的肚子都是平平的，肋骨清晰可见，只有我的肚子是肉嘟嘟的。我意识到这是多余的脂肪，但当时也没太在意。青春期到来后，我发现体重开始增加。除了线条变美、皮肤变油，我还开始长赘肉。

12岁那年，我第一次通过认真节食减掉了3.5千克。整个夏天，我的朋友们都在吃冰激凌，而我在研究营养学，像守军纪一样严格要求自己每天只能摄入4200千焦能量。我时刻注意自己的体重变化，每周减掉大约0.5千克。我感觉良好，直到8月底的那一周。

夏天结束时，我几乎已经达到目标体重，减掉了4.5千克，所以想放松一点。我的朋友分给我半块甘草糖，剩下的半块她吃了。然而那周我站上体重计时发现自己不仅没有减重，反而长了1千克。这太令人泄气了！半块甘草糖怎么可以造成这么大的危害呢？为什么我的朋友可以吃起来毫无顾忌，而我为了身材能像她们的一样就要仔细衡量摄入的每一克食物的热量呢？我如此小心，但节食一个夏天，减掉的体重还不超过3.5千克？

在整个高中阶段，我的体重一直在上下浮动。我曾经减到理想体重，然后突然又胖了5千克。减肥绝非易事。后来，我接触其他女孩，她们向我吐露也曾遇到过类似的问题。在谈到减肥经历时，她们的眼眶中总是充满泪水。瘦身压力太大了！有些女孩变得食欲过于旺盛，有些开始用药物减肥。对十几岁的孩子来说，"瘦"身并非易事。

媒体的说法是，如果我们遵照简单的膳食指引，"正确"饮食并主动锻炼，就能摇身变成他们标榜的"瘦身"模范。"5天减去腹部脂肪""吃全谷物食物燃烧脂肪""大腿减肥的简易运动法"，有多少杂志的标题与此类似呢？显然，杂志上充斥的都是这种标题，还会配上那些年轻貌美、体形健美的模特照片，这些模特的身材是如何练就的却鲜为人知。它们传达的信息是：瘦身方法简单易学，身材不好怪自己。不仅杂志是这种态度，整个减肥行业也认为减肥是有希望的，不成功只与你自身有关。

　　总是有人提醒我们肥胖是个问题，一旦变胖就需要减肥。然而，无论人们付出多少努力，肥胖率依然居高不下。事实上，脂肪管理比杂志上讲的复杂得多。

　　有些人勇敢地说出心声，讲述了他们为了保持"正常"体形所做的非凡努力。女影星莉萨·林纳告诉《人物》杂志，为了能在参加颁奖典礼时穿上那件晚礼服，她饿了好几天。她还说为了"继续干这行"不得不压制食欲，进食量只能保持在刚刚够的水准。辛迪·克劳福德曾谈及她比其他模特更容易变胖。有时，我们可以从照片上看出她比同框的其他体形瘦削的模特略胖一点。她采用低碳水化合物饮食法，也有能力聘请专业人士帮助自己保持体形。瓦莱丽·贝尔蒂内利曾写道，女星们在试镜前严控饮食，只有在拍摄结束后才能多吃点。我们都羡慕她们瘦削的体形，但为了这一点，她们付出的努力比我们知道的多得多。

　　对我来说，瘦身要比其他人更努力。在读研究生和刚毕业的那段时间，我做得还不错。30岁时，我还可以穿紧身牛仔裤。但孩子出生后，我的体重开始增加。第一次怀孕后，我重了近10千克。当第二个孩子出生时，我又重了5千克。我发现很多事业心强的妈妈都有类似的经历，增加的体重也基本相同。为了做好全职工作，照顾好孩子，自然就忘了控制体重这回事。

　　当孩子们渐渐长大后，生活走上正轨，我重新开始瘦身。我聘请了一位瘦身教练，他叫戴维。他有一套新的瘦身理论，认为人们需要摄入足够的热量并达到一定的运动量才能减轻体重。这种说法的理论依据是：如果人们没有吃饱，身体就会进入饥饿模式，将体内的热量转变为脂肪，反而更难减肥（这一理论也出现在热播电视节目《超级减肥王》中）。戴维让我记录一天中吃的所有食物，保证食物中碳水化合物、蔬菜和蛋白质的摄入平衡，每天还要锻炼两小时。过完第一周，他看了我的食物清单后非常吃惊，说我每天只摄入5000千焦热量太少了。根据我的身高和肌肉量，为了减肥，我每天还要再多摄入一些热量才行。

我不得不照做，但很快体重就增加了。3周以后，戴维承认他的瘦身理论对我不适用，于是我又回到每天摄入5000千焦热量的日子。我一直相信我的身体比其他人的身体更容易将食物转化为脂肪，尽管对有些人来说这难以理解。我继续跟随戴维训练。每天运动两小时不太现实，我改成一周训练几小时，但体重还是增加了几千克。与此同时，我的丈夫和孩子们每顿饭都吃得很丰盛，却轻松地保持着苗条身材。

随着时间的推移，瘦身问题让我备受困扰，尤其是我看到有些全职妈妈很少做运动，但她们居然比我还瘦。这让我开始留意关于脂肪的一切知识。我的身体看起来与别人的不同，它看上去肉乎乎的、软软的。与同事一起出差时，我们吃完晚餐后，我的腹部就会变大，看起来比其他同事的都大。只是吃晚餐，我就可以一周增重2.3千克。为什么人们体内的脂肪量会不同呢？脂肪看起来有一套自己的运作体制。

在一次健身课结束后，我有了顿悟。我与朋友劳拉一起参加有氧运动课程。劳拉已四十出头，是一位有3个孩子的全职妈妈，她的身材像模特一样瘦。我对她能保持这么苗条的身材感到惊讶，也很好奇。我俩在训练中都出了一身大汗。训练结束后，我像平时一样只吃了半份沙拉，剩下半份留待晚餐时吃。把午餐分成两顿来吃是我为了防止体重继续增加而采取的新方法。但劳拉可不只吃这么点儿，她点的鸡肉沙拉分量很大。她不仅吃完了那份沙拉，还吃了点坚果，喝了一杯加糖的咖啡。

我问劳拉她在晚餐时通常会吃什么。她说她吃的菜式和孩子们的一样，如炸玉米饼、鸡肉、牛排，有什么吃什么。"等一下，"我暗想，"天啊！"她和我的年纪一样，参加同样的训练，还都有不止一个小孩，为什么她吃得比我多一倍而身材却比我的小几号呢？

墨西哥卷饼事件给我带来过同样的刺激，这次我不能再无视这件事了。看着身边的人比我吃得都多，对食物的种类也不怎么在意，偶尔才去运动一次，身体却比我的瘦，我真是受够了！在瘦身减脂方面一定有什么事比"正常"饮食和运动更重要。一定不是我们每天在意的、以为与脂肪有关的那些事情，肯定还有什么别的因素。

这令我重新回到学校学习博士课程，攻读生物化学专业博士学位。惯常的做法是先做课题研究，当时我相当矛盾。一位导师对我说，如果我没有一个亟待解决的问题，没有那么迫切的需求，就不要进入研究阶段。当时我没有亟待解决的问题，因而转学商科。十多年后的今天，我想探寻下面这些问题的答案。为什么有些人比其他人更容易保持苗条身材？脂肪燃烧的原理是什么？为什么随着年龄增长，身材控制变得越来越难？我需要对脂肪有个彻底而全面的了解。

我是受过专业训练的科学家，如果有人能对脂肪追根究底的话，可以说非我莫属。观察是科学研究的第一步，我已经做了充足的准备。我下定决心，从这一天起将尽我所能探寻脂肪的秘密。以下文字就是我这趟科学之旅的收获。

前言
Foreword

———

1994年纽特·金里奇领导自己的政党成功地赢得了一场具有里程碑意义的选举，他被认为是美国最具影响力的人物之一。他团结了当时共和党各派的力量，起草了大型法案《与美国有约》，完成了一项看似不可能完成的任务。他重新定义了共和党议程，帮助共和党赢得了对众议院的控制权，这是自1954年以来该党第一次获得众议院多数席位。

芭芭拉·沃尔特斯是一位言辞犀利的女主持人，在一年一度的黄金时段特别节目《1995年十大精彩人物》的采访中，她像平时一样向金里奇抛出了各种个人问题。最后，她使出撒手锏，提出了一个经常让采访对象坐立不安的问题："你对自己最不满意的事情是什么？"

对话停顿了，人们好奇地看着金里奇怎么反应。他会提到自己失败的婚姻吗？还是会谈到卷入丑闻引起的争议，或者过去那些被人质疑的政治决策？这些都不是他要说的。

"我最不满意我的体重。"他说。

"噢。"沃尔特斯试图缓解尴尬的气氛。

"我知道这已经成为我的一部分。我经常游泳，有良好的饮食习惯，有时忍不住喝一些吉尼斯黑啤酒，吃一点冰激凌。"

这个采访瞬间令人难忘。这个人站在权力巅峰，让他最受伤的是什么？脂肪问题。

可怜的脂肪！它遭人痛恨，备受冷落，人们引以为耻。它的存在反映出我们暴饮暴食、缺乏自制力、自信心不够的问题，被人轻视。我们想要消灭脂肪，至少将它减到不易让人察觉的程度。美国人每年花掉数百亿美元来减肥，他们购买减肥食物和相关图书，参加健身训练，服用减肥药，聘请专业人士指导或者去医院进行专门的治疗。事实上，美国人用于减肥的费用已经超过了对付恐怖主义的花费。2014年美国国土安全部的反恐经费预算为447亿美元，而美国人花在减肥上的总费用已高达约600亿美元。这还不包括每年用于推广减肥产品所花费的10亿美元广告费。那些广告宣称，只要我们瘦身成功，生活就会变得更美好。可以说美国是一个向脂肪开战的国家！

不过，脂肪是不可战胜的。可以说它变得比以前更强大：超过780万美国人患有肥胖症，还有许多美国人的体重超过标准体重；近一半的德国人体重超标，而英国、匈牙利和澳大利亚这些国家的情况也不容乐观。

虽然脂肪在全球范围内遭到人们的痛恨，但事实上它只是身体的一个器官而已。是的，你没听错，它就是一个器官。许多人会觉得奇怪，他们认为脂肪就是一层厚厚的油脂。但近年来的研究表明脂肪是内分泌系统的一部分，其实科学家多年前就将脂肪划归为器官了。事实上，脂肪可能与体内的结肠、肺部和心脏一样重要。

脂肪为人们每天行走、说话、跑步甚至睡眠提供能量。当我们忙于工作而没时间吃午餐，由于宗教原因正在斋戒，或者仅仅是因为懒得做饭而不吃晚餐时，脂肪可以确保身体的每项功能正常运作。当我们多吃30克食物，进食量超过身体实际需求时，脂肪也在发挥它的作用。如果我们无法拒绝一份甜点的诱惑，那么也是脂肪随时准备吸收它的热量。脂肪就像身体的中央银行，在需要时储存过剩的热量或提供身体所需的能量。我们吃大餐后，脂肪会适时地增加，必要时它又会无私地分解，以保证其他器官正常运转。

脂肪不仅负责能量储备的重要工作，还能促进青春期发育，支持生殖器官的运转，强化骨骼，增强免疫系统的功能，甚至还会增加脑容量（下一次你打电话时可以夸奖对方肥头肥脑）。

尽管人们现在花费数百亿美元试图减少体内的脂肪，但它不是一直这么令人讨厌。过去，人们曾经以胖为美，羡慕有脂肪的人。人类的游牧祖先认为脂肪可以抵挡不时袭来的饥饿感。即使经过许多世纪的演化，脂肪仍然有其独特的地位。中国唐代（618—907）的墓室内刻画的女性都是体态丰腴的，人们相信这预示着来世生活富足。后来的波提切利、鲁本斯和提香等绘画大师创作的女性作品也都是美丽丰满的形象。以瘦为美的女性只被当今的时尚杂志推崇，过去瘦是与悲惨生活联系在一起的，在当时的作品中难寻清瘦的人物。

即使在美国，有段时间脂肪也受到人们的尊重。南北战争以后，人们的生活水平急剧下降，只有一小部分人生活富足。物以稀为贵，就像金子和宝石一样。由于脂肪难以积累，当时的人们就把脂肪与繁荣、健康和美丽联系在一起，每个人都以胖为美。

这听起来很难理解，但历史证明了人类对脂肪的热爱。1866年，美国康涅狄格州成立了一个名为"胖人俱乐部"的组织，该组织信奉"胖人才可能在银行中有大笔存款"的说法，身材肥胖的男人才能被邀请入会。当时的女人也以胖为美，她们翻看《女性家庭杂志》或阅读1878年出版的《如何变得丰满》 一书，了解如何增加体重。与现在的明星们尽力穿上最小号的衣服不同，当时超重的名流反而为人称道。歌手莉莲·罗素的体重接近100千克，她的丰满形象和歌声一样受人赞誉。同时代的女性为了体形和她的相似，甚至在衣服里加上衬垫。以酷爱收藏钻石闻名的商界名流吉姆·布雷迪就像今天的唐纳德·特朗普，不仅他的万贯家财被粉丝们津津乐道，连他的体重（135千克）也受到追捧。医生也对脂肪持积极态度，他们在提醒人们注意肥胖症风险的同时，建议体内保有一定量的脂肪以缓解紧张情绪，甚至相信这可以预防传染病。父母也鼓励孩子们尽量多吃一点。

那是脂肪的黄金时代。脂肪象征着健康，它为人体提供能量、有益于身心的一面受到人们的重视。但是，黄金时代没有持续多久。随着美国经济腾飞，食物变得唾手可得，人们体内的脂肪也不断增多。货多不值钱。与其他资源一样，脂肪的价值相应下跌。

如今的企业高层会强调员工体形瘦削、工作高效的重要性，美军的高层甚至将保持身材与爱国联系起来。美军的某位高官曾说："任何健康、正常的个体变胖是不爱国的表现。"而宗教领袖强调脂肪的出现意味着进食过量或暴饮暴食。患者对脂肪问题更加敏感，医生现在也会提出减脂瘦身的建议。名人（包括莉莲·罗素）也陷入困境，不得不加入减肥的队伍。曾经作为富裕标志的胖人俱乐部已于1903年退出了历史舞台。

舆论开始只是警告大家避免体形过胖，很快风向就变成了不屑与鄙视。"肥仔""胖子"等不友好的词语经常在坊间听到，我们在漫画书里也能找到取笑肥胖者的文字，甚至连美国第27任总统、体重高达140千克的霍华德·塔夫脱也逃脱不了被取笑的命运。有一则新闻的标题是"塔夫脱制造了酒店水灾：他的浴缸里的水冲走了餐厅里的银行家们"。从此，"塔夫脱浴缸"的段子流传了好多年。

用卡路里[1]来衡量所有食物的热量，标志着人们对体重过于敏感。卡路里于19世纪开始使用，它的定义为将1克水的温度提高1摄氏度所需要的热量。到19世纪末，威尔伯·阿特沃特进行了更详细的研究，他让受试者坐在一个密闭的小屋里，让他们吃各种食物并测量其呼出的二氧化碳和消耗的氧气的量。他将这些数据转化成热量单位，卡路里因此成为衡量食物热量的标准单位之一。露露·亨特·彼得斯博士认为计算食物所含的热量是一种爱国行为，他还于1918年写了一本名为《节食与健康：卡路里是关键》的书。这本书发行了200万册，可能是第一本瘦身饮食类畅销书。瘦身饮食产业从此兴起。

随着时间的推移，减肥咨询成为一个暴利行业，它利用了美国人害怕变胖的心理。投机者制造几个噱头，以求一夜暴富。橡胶减肥服在市场上热卖，据说能帮助人们挥洒汗水，减轻体重。据说加德纳瘦身仪会在皮肤上施压，通过按摩减少腹部

---

[1]　1卡路里≈4.18焦耳。——译注

脂肪。20世纪30年代出现了"减脂霜""拉马尔减肥香皂"等产品，厂家声称这些产品可以将皮肤下的脂肪溶解，结果只是让一些人变成富翁，脂肪却没有变少。

一些受到质疑的瘦身食谱也是人为编制的。一些投机商将从事瘦身饮食业视为一条致富门路。20世纪20年代，好彩烟草公司的广告词是"伸手拿一支好彩烟而不是一份甜品"。这一宣传策略相当成功，该品牌烟草的销量增长了200%。而葡萄柚食品公司则推荐大家每顿饭吃一个葡萄柚，声称这种水果含有一种可以帮助脂肪燃烧的酶。《酒君子饮食法》一书宣称，由于伏特加、杜松子酒和威士忌仅含微量的碳水化合物，人们可以尽情畅饮而不用担心变胖。一份典型的酒君子正餐包括一份配有浓郁酱汁的牛排和一杯酒。这本书在两年内热销240万册，并被翻译成13种语言。

商人们不放过任何一个与瘦身有关的商机。1933年，斯坦福大学医学院的教授注意到，炸药的一种成分二硝基苯酚可以加速新陈代谢，消耗人体内的热量。很快二硝基苯酚作为减肥产品就可以在市场上买到，不过它可能产生严重的副作用，包括失明和死亡。无助的节食者在经历一次次失败后仍在努力寻求快速瘦身的办法，服用二硝基苯酚减肥致死的案例现在仍有发生（最新一起发生在2015年）。还有更恐怖的案例，节食者吞下活的绦虫卵，这种寄生虫孵化后可能吃掉节食者吃下的食物，从而让节食者达到减肥的目的。当减肥成功后，他们再服用药物杀死体内的绦虫。这就像某部恐怖电影描述的，在肠道内孵化近3米长的虫子，再喝下有毒的鸡尾酒。一些节食者宁愿这样做也不愿意看到身上多长几千克脂肪。

随着美国产业垄断的加剧，瘦身行业也面临同样的状况。20世纪60年代以后，这一现象更加明显，大型跨国公司逐渐替代了小规模的作坊式工厂。慧优体健康咨询公司、营养系统公司以及珍妮·克雷格公司成为瘦身行业的知名公司。由于这些公司的成功运作，瘦身行业得到飞速发展。

现在瘦身成为了一项群众参与度很高的活动。电视真人秀节目《超级减肥王》刚播出时，大家还以为这是一档竞猜比赛类节目，现在它已成为最成功的综艺节目之一。节目创办人J. D. 罗思表示，在节目筹备期间要说服参赛者参加比赛比其他节目难得多。面对电视观众，他们会感到不好意思。罗思说："我为了邀请他们上电视付出了很多努力。有一次，整个餐厅里坐满了编辑和参赛者，他们都有着曲折的减肥经历。可以说，这些人半数以上打过退堂鼓。要让他们上真人秀节目，这件事对他们来说太尴尬了。"

《超级减肥王》播出17季后平均每集收视人数达到600万。此后又涌现出十几档同类型的节目，都利用了观众对脂肪又爱又怕的心理。这类节目包括《胖女优》《重度肥胖》《幸福大家庭》《胖情侣》《婚礼瘦身曲》《舞出曼妙臀》《饮食部落》《青少年瘦身秀》等，吸引了数百万观众观看。连J. D. 罗思也制作了一档新节目《改头换面：减肥版》，目标受众是那些比《超级减肥王》的参赛者更胖的人。

这么多媒体在指导人们如何瘦身。当你的体重不幸增加一两千克时，这些媒体的声音怎么可能不影响你及身边的人对你的评价？尽管人们对体重的增减已经非常敏感，但并没有将其视为凶狠的敌人。我们花费数百亿美元用各种手段（如使用化学药物、手术治疗、改变行为模式、严格控制饮食等）减少体内脂肪，并采用各种新奇的锻炼方法，但无论我们如何努力，体重还是会反弹。

　　显然，我们不了解脂肪这个敌人。不是通过简单地计算摄入和消耗多少热量就可以理解新陈代谢的。我们不是一台以消耗热量为唯一目的的热机。我们的身体是激素、基因、细菌等多种因素共同作用的复杂生物系统，它们分别影响不同营养物质的处理。如果要控制好体脂率，就必须对脂肪有更深刻的理解。

　　我们开始了解这个"敌人"时才意识到它并非一无是处。新近的研究发现，脂肪的作用包括分泌体内必不可少的激素，维持人体正常运转，使我们免受疾病的困扰，甚至可能使人更长寿。脂肪非常重要，从我们通过饮食摄取的脂肪中分离出的干细胞还具有特殊的功能，它们可以被诱导生成肌细胞、骨细胞和脑细胞等。

　　尽管我们想尽办法减少体内脂肪，但储存脂肪可能是自然界的特殊安排。我们理解这一安排后，对脂肪的态度会有所转变。由于近期脂肪的最新功能被发现，人们可能再次爱上脂肪。如果真是这样的话，纽特·金里奇在接受采访时就不会那么尴尬了。

　　当然，不是只有他这么尴尬。在采访金里奇近20年后，芭芭拉·沃尔特斯将直指内心的访谈技巧用到了另一位名流身上。2014年，奥普拉·温弗里被邀请参加她的节目。在节目中，她们畅谈了奥普拉的职业生涯和人生的起起落落，然后沃尔特斯抛出了她的招牌问题，整个节目达到高潮。她说："在离开这个世界之前，你还未完成的心愿是……"

　　奥普拉停顿了一下后说道："呃……是不再受有关体重的问题的困扰。"

　　沃尔特斯简直不敢相信自己的耳朵。她将身体前倾，喊道："什么？！你还在想这件事？我一直以为会是什么深奥复杂的事情。"

　　奥普拉回答道："不是，就是这件事。我得接受我的体重。"

　　奥普拉应该不是唯一受此困扰的人。

目录
Contents

——

第2部分   不只是食物使我们发胖

第1部分

关于脂肪的
一切

第 1 章
脂肪的作用超乎我们的想象

CHAPTER 1

脂肪到底是什么呢？简单来说，脂肪的作用是储存能量，这可能与我们的游牧祖先不断经历饥荒有关。在现代生活中，超市和快餐店布满街道的每个角落，脂肪似乎失去了在生物学上存在的意义。某部字典中脂肪的定义为："动物体内的一种天然的油脂性物质，多在皮下或某些器官周围沉积。"这一定义再次强调脂肪在体内不是很重要。

尽管不被大众理解，但实际上脂肪在我们的生活中扮演着重要的角色。脂肪是个多面手，它负责储存能量、传输脑部信号、在孕晚期促进分娩等重要工作。人们以前认为脂肪只是一层无用的油脂，现代科学已将它视为一个器官。如果你不认同脂肪的重要性，试想一下没有脂肪，你会变成什么样。要了解这一点，只要来看看克里斯蒂娜·韦娜的生活就够了。

没有脂肪的女孩

20世纪90年代，克里斯蒂娜是一个健康、充满活力的少女。她在新泽西州瓦恩兰上学，做运动，交朋友，并开始对男孩子感兴趣。但当克里斯蒂娜进入青春期时，奇怪的事情发生了，她的身体自发地开始减肥。许多12岁的女孩发现自己有点瘦时会觉得开心，但克里斯蒂娜的情况令人担心。先是她的脸、手和脚上的脂肪开始减少，容貌迅速消瘦，双手也不再饱满。她的身上其他部分的脂肪很快也开始消失，衣服在她瘦弱的身体上飘荡。

奇怪的是，她的胃口大开。她后来回忆说："我非常饿。我吃到反胃呕吐才知道自己饱了。我会一直吃，完全无法控制自己。"然而不管怎么吃，克里斯蒂娜还是日渐消瘦。

她的父母认为这是刚进入青春期时的正常发育，没有什么好担心的，所以他们让她想吃多少就吃多少。她的朋友甚至羡慕克里斯蒂娜怎么吃都不胖。但她的脂肪继续流失，最终她瘦得太多了，连熟人都认不出她来。

胃口大开而身形暴瘦，这两种现象同时出现很不寻常。另一件奇怪的事情很快发生了，她的胳膊上长出好多肿块。开始只是前臂上有几个肿块，最后身上长出了几十个脓包，无法自行消退。这引起了她的父母的注意，他们带她去看皮肤科医生，医生让她验血。

结果让人震惊。克里斯蒂娜的总胆固醇水平为950毫克/分升，而她这个年龄的女孩的标准值要低于170毫克/分升。她的甘油三酯水平为16000毫克/分升，而正常值应该在150毫克/分升上下；餐后血糖水平为500毫克/分升，而正常值一般为100毫克/分升。从数值可以看出，她的血液中含有太多的脂肪、胆固醇和糖分。

克里斯蒂娜的皮肤科医生看到报告后意识到这不是皮肤科问题，而是代谢问题。他推荐她去找费城儿童医院的内分泌科医生就诊。

内分泌科医生一开始按糖尿病给她治疗，但克里斯蒂娜的病情并没有一点好转。即使她服用糖尿病治疗药物，体重也仍在持续下降，食欲依然很旺盛。她回忆说："我会吃掉房间里的所有东西，也不挑剔味道，凡是能拿到手的食物我都吃，比

3

如蘑菇罐头。我当时真的处于一种失控状态。我的父母把储藏室锁起来，他们把能吃的东西都锁起来，我只能坐在那里哭。"

克里斯蒂娜胳膊上的肿块开始蔓延。从脚趾到肩膀，身上到处都能找到肿块。这不仅仅是美观问题，这些肿块还引起了炎症，给她带来了巨大的痛苦。她说："只要碰到这些肿块，我就会感到疼痛。由于走路的时候会碰到它们，所以我只能躺着或坐着。洗澡很困难。握着餐具吃饭也是件难事，我不得不使用特殊的餐具。对我来说，就是连简单地挪动一下身体也很不容易。"

内分泌科医生被难住了，不过他想起曾经听过医学博士叶利夫·奥拉尔的一个讲座。美国国家卫生研究院位于马里兰州贝塞斯达，奥拉尔是那里的内分泌、糖尿病和代谢紊乱方面的专家，研究的患者症状与克里斯蒂娜的类似。他让克里斯蒂娜去找奥拉尔博士。1997年3月，她找到这位医生并做了检查。

奥拉尔博士说："她消耗的脂肪向我们透露了信息。我们见到她的时候，她的身体已经完全不能储存脂肪了，而这正是我们的研究方向。我们很快就查清了她的问题所在。"克里斯蒂娜被诊断为遗传引起的脂肪代谢障碍，这会导致体内脂肪萎缩，直至消失。为了进一步确诊，奥拉尔还给克里斯蒂娜的肝脏做了活检，发现她的肝脏增大明显，可在她的腹部见到凸起。因为发现她的尿液中的蛋白质水平过高，奥拉尔博士给她的肾脏也做了活检。所有的检验报告均证实了奥拉尔的诊断。

针对克里斯蒂娜的各种症状，如体重减轻、食欲亢进、血液中的脂肪含量过高以及皮下出现肿块等，奥拉尔终于找到了病因。由于身体不能正常储存脂肪，她摄入的食物中的营养成分只能在血液中不停地循环流动。过多的脂肪在她的体内流动，堆积在肝脏和皮下，造成肝脏异常增大、皮下出现肿块并引起炎症，给她造成巨大的痛苦。

对克里斯蒂娜来说，确诊只能起到安慰效果，治疗起来一点也不简单。她要定时接受血浆置换治疗，医生将她体内的血浆引出，去掉其中的脂肪和胆固醇，再将经过净化处理后的血浆输回她的体内。这种治疗每周要进行3次，整个过程漫长、痛苦，而且让人筋疲力尽。

更糟糕的是，这种病当时还没有有效的治疗手段。家人被告知要为她准备后事。克里斯蒂娜回忆说："医生们说他们已经倾尽全力。我不得不中断学业。最后，我和他们说，要死我也要死在家里……大家真的觉得我活不成了，我在家中自学了全部高中课程。我的父母很不容易。妈妈非常难过，经常暗自哭泣。"

要真正了解脂肪，道路还很漫长

克里斯蒂娜和家人逐步了解到脂肪的复杂性，一旦脂肪出现问题，我们就可能面临死亡的危险。这个事实令人震惊，更令人震惊的是我们对脂肪的理解过于简单，甚至在医学界也是如此。

几个世纪以来，人们认为脂肪用于储存体内多余的热量，仅此而已。吃得多就会长胖，饥饿使人变瘦。但全世界数千项研究显示，脂肪并非只有这一点作用，它是不断变化的、交互式的内分泌器官，它能否正常运转是决定个体生死存亡的大事。它非常重要，在胚胎期它就在体内存在。妊娠14周左右，在其他身体器官还没成形开始运转时，胚胎就开始制造脂肪。在后面的章节中，我们将详细阐述脂肪如何影响食欲、情绪和能量供给，帮助身体的其他部分正常运转。人体制造脂肪的方式很多，当我们试图减脂时，身体还有更多的方法与之对抗。

科学家一直在寻找脂肪的作用机理。早在古希腊时期，人们就开始研究脂肪，那时的医生认为部分脂肪是血液凝结后产生的物质，经常在体温较"低"的女性身上存在。他们推测多余的体液（如哺乳时剩余的乳汁和未使用的精液等）也转化成了脂肪，这使人们相信体形过胖会导致男性不育。希波克拉底[1]曾经写道，作为体内的"湿润物质"，如果脂肪出现问题，将导致性功能障碍。

虽然早期的一些科学家和医生提出脂肪与食物、热量有关，但脂肪是由体液产生的这一理论仍然流传了很多年。古希腊医生盖伦向世人宣传他有能力通过运动将"大块脂肪减小到中等大小"。亨利三世的御医安德鲁·布尔德将这位国王身上的脂肪过多归咎于他过度饮用甜酒。早先将脂肪与食物、运动联系在一起的理论可能是通过肉眼观察得来的，对脂肪的深入理解始于17世纪中叶显微镜的使用。

安东尼·范·列文虎克于17世纪60年代成功地制造出了一台显微镜，它可以将物体放大两百多倍。欧洲的科学家用列文虎克发明的显微镜观察体液、植物成分、动物器官的切片以及其他任何可以放在镜头下的物体。出乎意料的是，他们发现很多植物和动物是由微小的"囊泡"组成的。这些"囊泡"后来被称为细胞。人们通过推理认为细胞是生物体最小的生命单位。科学家发现细胞具有自我维持系统，它们彼此联系，是组成器官的基本单位。当人们在显微镜下观察脂肪时，发现它也是由细胞组成的。

脂肪细胞的独特之处在于它可以储存大量脂肪。脂肪细胞可以将其他细胞推到一边，使自身体积扩大为原来的1000倍以上。

17世纪的细胞理论在19世纪被进一步完善为分子理论。1874年，西奥多·葛布利提出的脂肪细胞分子结构显示脂肪只是由碳、氢和氧原子组成的长链。不同种类的脂肪分子统称为脂类。

随着相关研究报告的出炉，脂肪的结构逐渐清晰。人们认为脂肪组织是身体的一部分，它由脂肪细胞构成，脂肪细胞中包含着数以百万计的脂肪分子来储存能量。

---

[1] 希波克拉底是古希腊名医，被称为"医学之父"。——译注

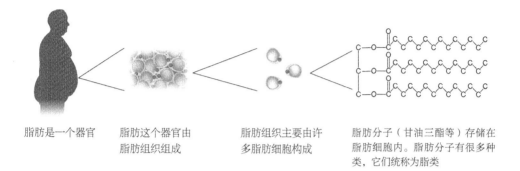

脂肪是一个器官　　脂肪这个器官由　　脂肪组织主要由许　　脂肪分子（甘油三酯等）存储在
　　　　　　　　　脂肪组织组成　　　多脂肪细胞构成　　　脂肪细胞内。脂肪分子有很多种
　　　　　　　　　　　　　　　　　　　　　　　　　　　类，它们统称为脂类

随着时间的推移，人们发现脂肪组织并不只是由脂肪构成的。包裹身体的那一层脂肪组织平均来说只有3/4是脂肪，剩余的部分由起固定作用的胶原蛋白、静脉、神经、血液、肌肉、干细胞和免疫细胞等组成。我们可以把皮肤表层捏起两三厘米，其实里面没有多少脂肪。

20世纪科学家破译了脂肪代谢的过程。1936年，美国哥伦比亚大学的鲁道夫·舍恩海默和戴维·里滕伯格发现食物中的碳水化合物可以进入肝脏，一部分在那里转化成脂肪分子。这些碳水化合物被转化为甘油三酯，通过血液循环进入脂肪组织长期储存。

在舍恩海默和里滕伯格的研究结果发表后，人们认为人体内所有的脂肪都是在肝脏中合成的。10年后，以色列希伯来大学的本雅明·夏皮罗和海姆·恩斯特·韦特海默发现脂肪细胞可以自行合成脂肪，但科学界仍然相信人体仅仅是被动地储存脂肪，没有代谢脂肪的能力。夏皮罗和韦特海默发现，脂肪有能力进行自身的再合成。

关于脂肪的基础知识

有关脂肪的研究像拼图一样连成一片，最终形成一整套理论：脂肪的形成机理、存储位置和分解过程。胃、胰腺和小肠将食物分解成氨基酸、脂肪和碳水化合物等。这些物质进入血液循环后，一部分直接存储在组织中，一部分进入肝脏，在那里被进一步分解和处理。肝脏将已消化的食物分解成人体可以利用的营养物质，为人体提供能量，促进生长发育并维护健康。肝脏将从食物中摄取的一部分氨基酸合成为人体所需的蛋白质，并将其余的氨基酸与碳水化合物、脂肪转化为体内能量的3个主要来源——葡萄糖、糖原和脂肪。

为了更好地理解身体的能量代谢过程，我们以货币来做个类比。现代经济社会中的人们在交易过程中必须用到货币。与此类似，能量也必须参与人体的新陈代谢。货币有多种表现形式，如现金、短期储蓄、长期储蓄等。有时我们用现金马上付款，有时我们只是把现金带在身上，以备不时之需。在人体内葡萄糖的作用就类似现金，糖原像短期储蓄账户，而脂肪则像长期储蓄账户。

葡萄糖是一种重要的单糖，它的作用与现金类似，因为它可以立即满足人体的能量需求。它既可以从食物中摄取，也可以由肝脏产生。当患者无法自主进食时，医生一般会给患者静脉滴注葡萄糖。

与糖原不同的是，脂肪不是简单地将葡萄糖堆积在一起以供使用。脂肪酸主要是由14～20个碳原子及氢原子、氧原子组成的长链。3个脂肪酸分子和一个甘油分子结合形成一个甘油三酯分子，它是具有延展性的柔软长链，可以在脂肪细胞中紧密地排列在一起。当人体内的葡萄糖和糖原不足时，人体会根据需要将脂肪转化成能量。脂肪就像那个长期储蓄账户，不容易提供能量，但可以安全地存储大量能量。

生物学将身体合成脂肪的过程称为脂肪生成，将脂肪转化为脂肪酸和甘油并进入循环系统的过程称为脂肪分解。用餐后脂肪生成作用明显，多余的营养物质被储存起来。

当我们消化食物时，胰脏分泌胰岛素并通知全身细胞已摄入营养物质，让它们做好接收的准备，然后将营养物质转化成立即可用的能量、短期储存的能量或长期储存的能量。餐后血糖水平升高（现金充足），然后糖原水平上升（将现金存入短期储蓄账户），从食物中摄取的脂肪经处理后一部分存入脂肪组织，多余的碳水化合物、脂肪和氨基酸被输运到肝脏，在那里它们通过脂肪生成过程转化成人体脂肪。

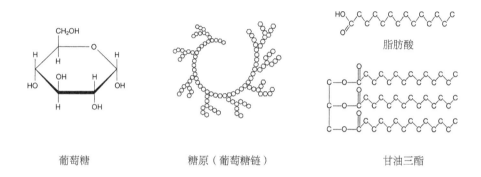

葡萄糖   糖原（葡萄糖链）   甘油三酯

脂肪分子经肝脏进入血液，然后存储在人体细胞（主要是脂肪细胞）中。脂肪分子排斥水分子，它们可以紧密地排列在一起，人体内1千克脂肪就可以存储37000千焦能量。如果我们要以葡萄糖或糖原的形式储存相同的能量，这些葡萄糖或糖原会与水分子结合，它们的重量将是脂肪的3倍以上。脂肪是大自然给我们的恩赐！

可能很多人不知道，脑部与肌肉消耗的能量一样多。肝脏消耗的能量仅次于脑部，紧随其后的是心脏、胃肠道系统和肾脏。脂肪酸被输运到这些器官的细胞中后会发生化学反应，碳链断裂。被分解的脂肪酸产生化学能并为人体所用。人体内的葡萄糖和糖原不足时，人体会动用脂肪，将其转化为能量，就像我们取出长期储蓄账户中的钱一样。

然而，当脂肪代谢异常时，上述反应不会发生。此时，被人体吸收的糖和脂肪进入血液，它们没有被存入脂肪组织，而是留在循环系统中。脂肪没有待在合适的位置，而是储存在肝脏中，或附着在其他器官周围，对这些器官的正常运转产生不利影响。脂肪代谢障碍最终会导致糖尿病、心脏病或肝功能障碍等。

当克里斯蒂娜出现脂肪代谢障碍时，她的体内的脂肪量不能维持在应有的水平，她无法正常储存脂肪和其他多余的营养物质，这导致脂肪存储在肝脏中和皮下。尽管节食者都希望脂肪消失，但事实上没有脂肪的后果是灾难性的，甚至可能导致死亡。

克里斯蒂娜的治疗方案

在经历了4年的迷茫、绝望以及无休止的血浆置换治疗后，克里斯蒂娜的医生告诉她的家人，目前有一种脂肪代谢障碍试验性治疗方法进入临床试验阶段。这一疗法由洛克菲勒大学的一个实验室开发，用一种新发现的蛋白质进行治疗。接受新疗法要冒一定的风险，因为这种蛋白质还未在人体内进行广泛的测试，人们也不清楚它有什么副作用。但克里斯蒂娜被笼罩在死亡的阴影下，她和她的父母愿意放手一搏。

17岁的克里斯蒂娜开始接受这种蛋白质注射疗法。开始几天并没有什么异常，但到了第10天，本来不知道何时会感到饱的她发现自己能控制食欲了。克里斯蒂娜说："我记得那天和爸爸一起吃饭，居然没有吃完盘子里的食物。我说：'噢，天啊！我饱了。'那是这种药物开始起效的第一天。"

奥拉尔博士也发现治疗产生了效果。他说："开始的时候，克里斯蒂娜每周来做一次血浆置换。在几周的治疗中，我们可以用肉眼看到变化，她的血浆看起来没有以前那么混浊了。由于含有过量的甘油三酯和胆固醇，原来的血浆像奶油一样混浊。经过几周的治疗，她的血浆变得透明。当一个疗程结束时，她的血浆看上去几乎完全正常，各项指标也符合标准。她已经不需要再做血浆置换了。"

由于食量减小，克里斯蒂娜的血糖和血脂水平大幅下降，糖尿病得到缓解，在肝脏处堆积的大量脂肪被分解，肝脏减小了40%，皮下发炎的肿块也消失了。这种试验性疗法使克里斯蒂娜体内的糖代谢和脂肪代谢趋于正常，糖和脂肪不再大量进入血液，也不再在重要器官上堆积。克里斯蒂娜不仅恢复了健康，这个被预言要早逝的孩子还考上了大学，找到了工作，结了婚，过上了充实、美满的生活。

与克里斯蒂娜一样存在脂肪代谢障碍的患者会出现可怕的症状，提醒我们脂肪在维持身体健康方面起着重要作用。没有脂肪，其他器官将无法正常运作。严格控制脂肪摄入量，防止血液中出现多余的脂肪，可以缓解脂肪代谢障碍症状，但要精确计算体内每一分钟消耗的能量几乎是不可能的。通过脂肪代谢，我们既可以从食物中吸收能量，也可以将它储存起来留待将来使用。脂肪代谢使我们在摄取食物之外还可以做其他工作。

脂肪的多种类型

脂肪的作用不只是储存和管理能量，它还用于产生热量和分隔器官，并在免疫系统中起到传递信息的作用。脂肪之所以能发挥多种作用是因为脂肪有很多类型。储存能量的脂肪称为白色脂肪。当体重超标时，我们希望减少白色脂肪。还有一种脂肪称为棕色脂肪，分布于颈部、背部和心脏部位。这种脂肪之所以呈棕色是因为其中聚集着大量称为线粒体的细胞器。

这两种脂肪不只是颜色不一样。白色脂肪的作用是储存能量，而棕色脂肪的作用是消耗能量。棕色脂肪利用一种称为产热素的蛋白质消耗能量。婴儿体内棕色脂肪所占的比例高于成人的，不过成人的米色脂肪比婴儿的多。米色脂肪于2012年由布鲁斯·施皮格尔曼博士发现，他是波士顿乔斯琳糖尿病中心的一名研究人员。他在研究中发现肌肉在运动过程中产生一种称为鸢尾素的激素，这种激素给米色脂肪发送信号，最终将米色脂肪转化成棕色脂肪。我们现在还不清楚运动如何促使体内产生更多的棕色脂肪，但减肥要多运动，这样米色脂肪才能转化为棕色脂肪。

如今在治疗肥胖症方面出现了一种新的疗法，即通过向人体注射棕色脂肪或将白色脂肪转化为米色脂肪，从而消耗白色脂肪，以达到减肥的目的。除了运动之外，研究证明处于低温环境也可以让成人调动更多的棕色脂肪和米色脂肪。科学家认为棕色脂肪有可能促进白色脂肪的消耗。

棕色脂肪听起来像是人们在努力寻找的圣杯[1]——可以消耗能量的脂肪，让我们在大吃大喝的同时还保持苗条身材。但好东西也可能带来坏处，下面让我们来看看乔斯琳·里斯的案例。

好东西也不能太多

乔斯琳·里斯早产了8周，出生时体重只有1.1千克。与许多早产儿一样，乔斯琳在医院中住了几周，以便增加体重，直到健康状况稳定。她终于长到了1.8千克，出院后父母像当初照顾3个健康的哥哥姐姐一样照顾她。对普通的早产儿来说，每天体重应该增加28克，但是6个月时乔斯琳的体重只有2.7千克。

乔斯琳的父母把她带回医院，医生给她做了一系列测试，增加了她的喂食量。即使摄入充足的热量，乔斯琳的体重也没有增加。但除此之外，她看起来没有什么别的问题。医生向乔斯琳的父母推荐了一位儿童代谢方面的世界级专家。

哈立德·侯赛因博士是一位医生，同时还是一位在英国伦敦大学学院研究儿童代谢和内分泌的教授。侯赛因教授面对的多数患者患有代谢紊乱方面的疑难杂症。他在治疗儿童低血糖和糖尿病等方面颇有建树并享有盛誉。2010年，乔斯琳被带到侯赛因教授的面前。

---

[1] 据说圣杯是基督耶稣在最后的晚餐上饮用葡萄酒时所用的酒杯，现在常用来比作"无处寻觅的稀世珍宝或者想努力得到却永远无法得到的东西"。——译注

侯赛因教授给乔斯琳做了一些代谢和内分泌方面的检查，希望找到她不能正常发育的原因。她的血糖水平偏低，所以医生对她连续进行葡萄糖输液治疗，增加她的热量摄入。她的胰岛素水平也偏低，但她的肾上腺素、去甲肾上腺素、皮质醇和生长激素的分泌是正常的。侯赛因检测乔斯琳的静息能量消耗时发现她的指标远远高于正常值。

侯赛因教授无法确定乔斯琳的问题出在哪里，他向其他科室的专家求助。遗传方面的专家检查了乔斯琳是否存在与代谢紊乱相关的基因突变，儿科专家检查了乔斯琳是否患有儿科罕见病，消化科专家则检查了她的消化系统。她还做了测试，以排查她是否出现囊性纤维化及并发感染。每一种检查都表明乔斯琳不可能出现增重方面的问题。侯赛因教授感到失望，他咨询了其他医院的专家，但没有人能解释为什么乔斯琳摄入的热量是普通孩子的6倍而体重还是没有变化。

侯赛因持续跟踪了这个孩子一年。乔斯琳常年住在医院里接受照顾，并保持一定的进食量，但体重仍然只有2.7千克。侯赛因回忆说："作为一名医生，我无法弄清她的病因，感到非常沮丧并常常自责。她做了所有能做的检查，但体重还是无法增加。许多与儿童发育相关的医生和专家都给她做过检查。她的家人也备受打击，他们想回家治疗，但乔斯琳需要静脉滴注葡萄糖，无法出院。"

最后，终于出现了一线曙光。医生给乔斯琳做了肝脏、肌肉和脂肪组织活检，发现她的肝脏和肌肉活检结果是正常的，但她的脂肪样本显示棕色脂肪含量超高。这是在她的所有检查结果中唯一有价值的线索。侯赛因表示："棕色脂肪含量过高可以解释所有症状，看起来棕色脂肪消耗了热量，葡萄糖被氧化和磷酸化，因而不能在她的体内储存。"事实上，乔斯琳的棕色脂肪使其新陈代谢率变得很高，她摄入的葡萄糖被迅速吸收和利用。棕色脂肪还会增强胰岛素敏感性，这也解释了她的胰岛素水平偏低问题。太多的棕色脂肪使乔斯琳无法正常生长发育。

乔斯琳在3岁时的体重仍然只有2.7千克。尽管世界上的许多医生和科学家都参与了她的治疗，但他们仍然无法找到能够治愈她的方法。她在3岁半时不幸离开人世。

尽管棕色脂肪可以给我们带来益处，但如果比例失调，一样会给我们造成伤害。乔斯琳的故事提醒我们，拥有适量的脂肪是非常重要的。

脂质的连接固定作用

1899年，查尔斯·欧内斯特·奥弗顿发现，人体细胞的细胞膜主要是由脂质等构成的。细胞膜就像细胞周围的一堵墙，它将细胞内容物与细胞外环境分隔开来，同时还保证了细胞的完整性。脂质还起到屏障作用，允许营养物质、激素和代谢副产物进出。换句话说，每一个人体细胞的存在都依赖包被在细胞外的这层脂质——胆固醇膜。如果没有脂质，某些脂溶性维生素（如维生素A、D、E和K等）将无法进入细胞内，也就是说人体将无法摄取这些营养物质。

脂质在脑细胞中显得更为重要。脑细胞的一部分被一种称为髓鞘的物质包围，髓鞘将这部分物质与外界分隔开，还要确保传输的信号不能丢失。它的工作方式与用橡胶作为绝缘层的电缆的工作方式类似。猜想一下髓鞘主要是由什么物质组成的？脂质！髓鞘的80%由脂质组成，这意味着思维活动也需要脂质的参与。

脂肪充当信使

我们的体内有各种各样的脂肪分子，其中有些脂肪分子能起到神奇的作用。曾有一个认为脂肪无用的研究小组后来偶然发现了新型脂肪分子。

1924年，乔治·伯尔加入了美国加州大学伯克利分校赫伯特·麦克莱恩·埃文斯实验室。那时，埃文斯与凯瑟琳·斯科特·毕晓普医生一起刚刚发现了维生素E，他要求新人伯尔了解维生素E的化学本质。

伯尔与他的太太、该实验室的技术员米尔德丽德一起做大鼠试验，他们在大鼠的食物中去除维生素E，以确定它的作用。但是，不知为何富含维生素E的脂肪还是会出现在食物中。为了防止出现这种情况，伯尔去掉了大鼠食物中的所有脂肪，只给大鼠喂食糖、酪蛋白（牛奶蛋白）、维生素和一些盐。伯尔还过滤掉了大鼠食物中的所有脂肪残留物。

他们希望试验能带来预期的结果，但很快就出现了新的问题。大鼠生病了，它的皮肤呈鳞片状，出现了很多鳞屑，脸和喉咙附近的体毛脱落，这些地方开始长疮，尾部和爪子也开始发炎。它们的体重不断减轻。三四个月之后，它们就死亡了。尸体解剖显示，它们的肾脏和尿道都受到了严重的损害。

伯尔向营养学家咨询如何改变大鼠的饮食以避免它们死亡。20世纪二三十年代的营养学家认为脂肪并不是人体必需的营养成分。伯尔给这些大鼠添加了其他营养成分，但还是无法阻止它们死亡。

伯尔尝试了很多方法，但情况还是没有好转。最后，他在大鼠的食物中添加了脂肪，开始每天只添加了几滴猪油。大鼠的健康状况很快就开始好转，炎症慢慢消失，它们不再奄奄一息。当时，人们普遍认为脂肪对人体健康不重要。伯尔通过这个试验发现这个观点是错误的，他确信摄入脂肪是大鼠存活的必要条件。

伯尔着手研究脂肪中的哪种营养成分挽救了大鼠。经过一年的试验后，他发现猪油中让大鼠存活下来的成分是亚油酸。

亚油酸是一种脂肪酸，但它的功能并不是存储能量，而是充当人和动物体内抑制炎症的信号分子。当体内缺乏亚油酸时，大鼠会出现炎症反应——皮肤呈鳞片状、鳞屑脱落、发炎和长疮。给大鼠喂食亚油酸，可以让它们在大鼠的免疫系统内传递信号，减少炎症反应，从而让大鼠存活下来。

乔治·伯尔发表了这些研究结果，但当时人们对脂肪的偏见相当大。由于他提出在饮食中添加脂肪的重要性，有人居然向他发了一封唁函。不过，自从伯尔的研究结果公布以后，其他科学家发现亚油酸会产生大量的类花生酸。体内的这些脂肪酸来自构成细胞膜的脂质。这些脂肪酸的作用不是提供能量，而是作为短距离信使，它们传递的信号可以影响周围的器官以及脂肪本身。这些脂肪酸出现异常可能会导致炎症反应，还可能引发癌症、关节炎和其他疾病。

目前类花生酸中被研究得最多的物质是前列腺素，它可以使人们感觉到疼痛。前列腺素在怀孕过程中发挥关键作用，还有助于分娩。谁能想到脂肪会对人类的生育起到如此重要的作用呢？

20世纪30年代，与伯尔同时代的那些科学家认为所有脂肪对人体都是不利的。今天，科学家已经发现脂肪参与人体的能量管理和体温调控，可以保持细胞的完整性，甚至可以在体内传递信号。

有关脂肪的早期研究取得了显著的成果，人们发现了脂肪细胞，分离出了脂肪酸。在20世纪70年代到90年代的这段时间，脂肪研究取得了更加令人瞩目的成果，研究人员发现脂肪还能与人体对话。

第 2 章
脂肪能与身体对话

CHAPTER 2

马利克生活在一个温馨和谐的巴基斯坦家庭中,这家人在20世纪80年代后期移民到英国,以寻求更好的工作机会,给孩子们创造良好的教育环境。在此之前,已经有很多巴基斯坦人沿着同样的路线来到英国,他们成为英国的第二大移民群体。马利克一家在伦敦北部的城市卢顿安顿下来,那里距离伦敦大约一小时车程。他们很快就融入了当地的巴基斯坦人社区,保留了故乡的各种生活习惯和传统文化。

马利克是近亲结婚,妻子是他的一位远房表妹,这种情况在世界上的一些地区很普遍。他们有3个孩子,其中莱拉是最大的女儿。她生于1989年,出生时体重为3.5千克。她努力探索周围的世界,看起来与正常的健康婴儿没什么区别。然而,当莱拉长到1岁时,情况发生了变化,她的胃口变得很大,她对吃达到了痴迷的地步。她吃完一碗饭后,如果得不到第二碗,就会一直哭。她的父母觉得这种情况有点不正常,但他们以为这只是发育过程中的暂时现象。随着莱拉渐渐长大,她的胃口也不断变大。没多久,她就过于肥胖了。她的家人让她少吃东西,鼓励她多运动,但没有什么效果。如果莱拉吃不到想要的食物,就会大喊大叫,发脾气,拍打橱柜,这已经成为家里的常态。当莱拉的食欲增强后,她变本加厉,要么到垃圾桶里捡食物，要么想办法撬开锁着的橱柜。有一次，她甚至打开锁着的冰箱吃掉了冷冻鱼。

以前的乖孩子变成现在这样，莱拉的父母感到事态严重。家里其他人的食欲和体重都正常，为什么这个孩子与她的家人完全不同呢？莱拉上学后，麻烦事就更多了。由于她超大的食量和过胖的体形，没有人愿意与她交朋友。同乡们都指责莱拉的父母没有帮助她控制体重。

莱拉的父母向医生和营养师咨询，常见的建议是给她提供低热量的食物，让她多运动。他们采纳了这些建议，但限制饮食只会引发她更多的暴力行为，她会更加疯狂地寻找食物。

马利克只好再向儿科和内分泌科医生求助，他们估计莱拉有各种生活和心理健康问题。他们给莱拉做了甲状腺功能检测，发现她的甲状腺相关激素水平正常。医生怀疑她患有库欣综合征，这是皮质醇水平过高引起的一种肥胖症，脂肪一般堆积在腹部、脸部和背部，但检查结果显示她没有患上这种疾病。医生又检查了莱拉的垂体和肾上腺，这两个器官的损伤都可能导致新陈代谢率降低和体重增加，然而检查结果再次显示她的这两个器官没有异常。

既然排除了激素问题，莱拉的医生推测可能是遗传缺陷导致肥胖。他们给她做了普拉德–威利综合征检测。这是一种罕见的遗传病，患者会因为无节制的饮食而变得肥胖，但这种疾病还伴有其他症状，如前额窄小、学习困难及语言障碍，而莱拉的症状并不符合这些特征。医生还给她做了巴尔德–别德尔综合征和阿尔斯特伦综合征检测，结果显示她也没有患上这两种疾病。

莱拉的疾病一直没有得到确诊，医生无法解释她无节制的食欲是由什么因素引起的，似乎没有什么可以阻止她对食物的渴望。医生已经束手无策了，马利克一家也没了主意，看起来莱拉注定要肥胖一生。

肥胖研究的新发现

20世纪50年代，两项看起来不像科学进步的成果对脂肪研究产生了巨大的影响。

第一项出现在1950年，人们在科学研究领域引入一种新的研究手段。那既不是显微镜也不是实验室新技术，而是一种因遗传变异而患上重度肥胖症的小鼠。这种小鼠被称为*ob*鼠[1]，它的出现改变了脂肪研究的方向。*ob*鼠无节制的饮食习惯导致它的体重为正常小鼠的3倍，脂肪量是正常小鼠的5倍，并最终患上糖尿病。研究人员可以通过小鼠这种活体系统观察肥胖症的发病过程。

在不同的科学领域，第二次技术飞跃经常是出乎意料的。1957年苏联发射了第一颗人造地球卫星"斯普特尼克1号"，震惊了世界。这一重大突破促使世界各国加大了科技创新力度。美国和其他一些国家大幅增加科研投入，将一部分新增的科研经费投入新技术开发中。生物分离技术取得长足发展，凝胶电泳和高效液相色谱法就是在那时发展起来的。这两种技术手段可以分离细胞组分，确定蛋白质的种类。因此，研究人员可以用显微镜以外的技术手段分析细胞组分。

这些新的技术手段，再加上*ob*鼠这种活体系统，为科研人员提供了许多新思路。他们不用再局限于在显微镜下观察分离的细胞，而是可以使用*ob*鼠监测活体脂肪组织的活动，观察它对其他器官的影响。科学家还可以更全面地了解酶在脂肪组织中所起的作用、蛋白质进出脂肪细胞的方式以及脂肪的新陈代谢过程。利用新的技术手段，可以开展许多与脂肪相关的研究。像《脂质研究》这样的致力于脂肪研究的科技期刊相继问世。

---

[1]　这种小鼠的学名为*ob/ob*鼠。遗传学术语一般用重复的两组斜体字母表示，说明来自父母的两个基因都带有此遗传缺陷。为简单起见，本书中的基因名只用一组字母表示。

人们对脂肪的理解日益深入，不过最令人振奋的研究成果还未出现。在此后的20多年里，即1973年到1995年间，两位来自不同国家、生于不同年代的科学家向我们展示了脂肪的未知世界。

血液中的新发现

在位于缅因州巴尔港的杰克逊实验室中，出现了脂肪研究的第一个重大突破。不夸张地说，杰克逊实验室是世界一流的疾病动物模型培养基地，数以百计的小鼠复制了诸如癌症、阿尔茨海默病和糖尿病等人类疾病模型。科学家对这些小鼠进行研究有助于我们更全面地认识这些疾病。*ob*鼠这一动物模型就是首次在杰克逊实验室中建立的，它对脂肪研究起到了革命性的促进作用。

1958年至1991年，科学家道格拉斯·科尔曼在杰克逊实验室中工作。他戴着一副超大的眼镜，微微有点秃顶，看起来很和善。科尔曼在加拿大长大，年少时就爱上了科学。他毕业于加拿大麦克马斯特大学，随后到美国威斯康星大学继续学习，1958年获得了生物化学博士学位。他本打算毕业后回到加拿大找份工作，可那里的职业发展前景不好。所以，他选择了杰克逊实验室，计划在那里工作一两年。科尔曼后来回忆说："实验室的工作环境非常有吸引力，我可以与优秀的同事一起工作，那里有世界一流的人类疾病动物模型。我在巴尔港度过了整个职业生涯，此前从没想过我的工作会与肥胖症、糖尿病有关……"科尔曼于2014年逝世。

1965年的一天，一位研究人员向科尔曼寻求帮助，希望他对实验室中新培育的一种患肥胖症的小鼠进行研究。这种小鼠称为*db*鼠，与*ob*鼠不同。它们不仅肥胖，而且患有严重的糖尿病。科尔曼研究这些小鼠几周后有一种预感，在*db*鼠的血液中一定有一种物质加重了它们的病情。他做了一个试验，将*db*鼠的血液混入*ob*鼠的血液中进行观察。这种技术在生理学上称为异种共生。他将两只小鼠的组织缝合在一起，这样它们的血液就会互相交换。如果那只*db*鼠的血液中有什么物质会引起严重的糖尿病，那么那只*ob*鼠应该也会出现同样的症状。

对小鼠组织做了精细的外科手术之后，科尔曼期待看到预期的试验结果，然而结果出乎意料。当两种小鼠的血管连接在一起后，*db*鼠的血液流入*ob*鼠的血管中，但*ob*鼠的肥胖症和糖尿病症状并没有恶化，它反而变瘦了。*ob*鼠的体重原来是正常小鼠的3倍，它的旺盛食欲在试验开始后减弱了，它宁愿浪费食物也不肯多吃。后来*ob*鼠的食欲完全消失了，最后它竟然饿死了。

不过，*db*鼠在试验前后完全没有变化。在手术前后，*db*鼠都没有出现食欲不振和消瘦的状况。为什么手术后*ob*鼠会出现那种状况呢？后来，科尔曼又让*db*鼠与正常小鼠的血液进行交换，出乎意料的是正常小鼠也出现了食欲不振的现象，最后也因饥饿而死。

科尔曼对这一现象感到困惑，百思不得其解。*db*鼠的血液中一定有一种抑制食欲的强效物质。这种物质可以在*ob*鼠和正常小鼠的体内发挥作用，但对*db*鼠没有作用。科尔曼预测，*db*鼠肥胖的原因是它不能对血液中的这种血源性因子产生应答，而*ob*鼠肥胖的原因是它的体内无法产生这种血源性因子。科尔曼很兴奋，他认为要寻找的就是这种物质，虽然当时人们还不能确定它的成分，但它可能是治疗肥胖症的关键。

住进医院

莱拉的体重比正常人的重了近3倍，所有的医学建议在她的身上都不起作用。她太胖了，连走路都成问题。由于大腿过粗，走路时互相摩擦而损伤皮肤，医生不得不给她做腿部手术，以减轻她的痛苦。为了方便行走，她还接受了抽脂手术减轻体重。但这只能暂时解决问题，莱拉的食欲还是异常旺盛。没过几个月，她又胖回来了。

很久以前，莱拉就不能在校园里与朋友们做游戏，也不能与弟弟妹妹们在房间里玩耍。她不能过正常孩子的生活，感到非常难过，然而她无法控制自己不吃东西。

无奈之下，莱拉的医生建议她住院，严格控制饮食。7岁的莱拉不得不远离家人，而她的父母也没有料到事情会发展到这个地步。

莱拉住院后，医生仔细地安排她吃的食物，控制各种营养成分的比例和数量。他们经常给她测体重，不断地跟踪她的激素水平和其他各项代谢指标。几周后，医生注意到她的体重增长速度变慢了，他们以为这是向正确方向迈进了一步。但几个月之后，她的体重并没有像大家预计的那样减轻。6个月后，莱拉还是胖了，只是胖的速度变慢了而已。

即使在这样严格控制饮食的条件下，莱拉的体重仍在继续增加，这违背了科学规律。更糟糕的是，新的病例出现了。莱拉的两岁表弟也因大吃特吃而变得肥胖。一定有什么东西在困扰着这个家族，但没有人知道答案。

注定与科学有缘

1973年，科尔曼的小鼠研究震惊了世界，他提出*db*鼠的血液中有一种神秘的血源性因子可能起到抑制食欲的作用。为了找到这种物质，几个实验室开始了一场科研竞赛。第一个找到这种物质的科学家将获得巨大的荣誉，它的发现将是科学史上的一个重大突破。科尔曼本人多年来尝试将它从*db*鼠的血液中分离出来，但最终失败了。随着时间的推移，有些人甚至质疑这种物质是否真的存在。这一重任落在了新一代分子生物学家身上，杰弗里·弗里德曼就是其中之一。

弗里德曼是注定要做科学研究的，不过他到二十八九岁才认识到这一点。当时，他已经60多岁了，有一头卷曲的棕色头发，戴着一副金丝眼镜，身高超过一米八。因为身材高大，他最早想投身体育界。他说："我年轻时是个不错的篮球运动员，与那些优秀的篮球运动员一起打球。我还是一个相当不错的网球运动员。不过，我比同年级的孩子要小几岁，而且发育得比较晚，所以我没参加任何一支校队。但我在运动方面花了相当多的时间和精力，比花在其他方面的时间和精力都多。"强烈的竞争意识在他的工作中发挥了非常重要的作用，这与他早期的运动习惯有关。

高中时，弗里德曼的家人鼓励他去学医。他说："我的祖父母都是移民。犹太移民大都愿意学医，因为医生是一个体面而安全的职业。我的父亲是一名医生，我想他大概也希望我成为一名医生吧……成为运动员这条路行不通时，父母就建议我申请学习伦斯勒理工学院的六年制医学课程。"弗里德曼说，父母认为他"命中注定"要当医生。

在医学院学习期间，弗里德曼尝试做了一些科学研究，但结果并不令人满意。他向美国的《临床调查杂志》投了一篇论文，遭到一位审稿人的拒绝，但那位审稿人写了一封长信详细解释这篇论文的缺陷并提出修改意见。另一位审稿人则说这篇论文不应该在《临床调查杂志》上发表。弗里德曼回忆说："我永远不会忘记这些建议。老实说，那时我认为发表论文代表着取得了巨大的科学成就，根本没指望自己能发表一篇学术论文。"

1976年，年仅22岁的弗里德曼获得了医学博士学位。这距离他到位于波士顿的布里格姆和妇女医院担任消化科住院医师还有一年时间。为了打发时间，他报名参加了洛克菲勒大学的博士后研究工作。在那里，他遇见了玛丽·珍妮·克列埃克，她引导弗里德曼研究生物化学对行为的影响。弗里德曼协助她研究麻醉剂对脑部的影响。他说："关于脑部的分子是如何影响人们的行为和情绪的，我对这一点非常着迷。这不是形而上的过程，这些分子是传达信息的载体。我真的爱上了做研究。"

那一年，弗里德曼还被引荐给另一位研究人员布鲁斯·施奈德博士，后者当时正在研究*ob*鼠。施奈德让弗里德曼认识到，研究这些小鼠可能会发现控制人类行为的分子。他的研究热情感染了弗里德曼，但也让弗里德曼陷入困境：是继续做研究还是去参加医学训练。弗里德曼的同事已经过上了不错的生活，而他还在认真考虑是否回到学校继续读书。家人希望他当医生，但他喜欢学术研究，这能激起他的好奇心。

1981年，弗里德曼决定辞去消化科住院医师的工作，转而进入洛克菲勒大学攻读第二个博士学位。他的父亲毫不掩饰对他的这个决定的不满。弗里德曼说："我记得他嘲弄道：'哦，太棒了，现在你挣的钱和博士的一样多了。'他的梦想是有朝一日和我一起开诊所，这让我很内疚。但这确实不是我的梦想。"对弗里德曼来说，放弃医生这种能带来荣誉和高薪的职业，同时放弃继承家族衣钵是很不容易做到的。

不过在洛克菲勒大学，一切像是为弗里德曼设计的一样。他开始与詹姆斯·达内尔一起工作，后者是分子生物学界的先驱，研究DNA如何变成影响我们的身体的细胞组分。弗里德曼说："我知道这是新兴的科研领域，研究如何控制基因的表达，以及它如何影响细胞的运作。这将是生物学充满变化且伴随巨大惊喜的时代。"

1986年，弗里德曼获得第二个博士学位，他着手筹建自己在洛克菲勒大学的实验室，也就是在这时他开始对科尔曼在10年前没有找到的血源性因子感到好奇。研究人员多年来对关于这种物质的多种假设进行辩论，但还是不清楚这种物质到底是什么。当弗里德曼向科尔曼了解进展时，这位老科学家承认他已经放弃了。科尔曼只是没有合适的工具来寻找*ob*鼠缺少的这种血源性因子，因而一无所获。而弗里德曼相信采用分子生物学的某种方法，一定能找到导致*ob*鼠缺少这种血源性因子的基因。他回忆说："1984年到1985年间，我制订了一个克隆*ob*基因的计划，不过我知道这做起来需要很长时间，而且有点冒险。"

在学术界，弗里德曼是一个聪明、有竞争力且自命不凡的新手，但他还没有获得自己的名气和地位。如果他能发现*ob*鼠缺少的这种血源性因子，不但可以一举成名，而且能证明自己选择的职业是正确的。弗里德曼说："我当时雄心勃勃，想要获得成功。我知道克隆*ob*基因是证明自己的方法。更重要的是，这个有缺陷的基因激起了我的强烈的好奇心。令人难以置信的是，这些*ob*鼠的单一基因缺陷就可能导致它们饥不择食，体重达到正常小鼠体重的3倍。*ob*鼠再一次证明一种分子可以控制生物体的行为。很明显，无论哪种基因都可能发挥重要的作用。"

1986年，弗里德曼在洛克菲勒大学有了自己的实验室和研究团队，加入了寻找*ob*基因的行列。如果能够确定*ob*基因，科学家将能够研究这个基因制造了哪种蛋白质，并研究这种蛋白质对人体产生的作用，但这么做要冒巨大的风险。以前，研究人员寻找某种基因时会从这种基因制造的蛋白质着手，然后往前追溯制造这种蛋白质的基因。通过翻译这种蛋白质的代码，研究人员可以顺势找到相应的基因。而对*ob*基因来说，并没有与之对应的蛋白质作为查找的线索。科学家预测由*ob*基因制造的蛋白质一定与缺少的血源性因子相关。研究团队要先找到这种基因，再对它进行多次克隆，从而确定它会产生哪种蛋白质。接下来要确定这种蛋白质是不是缺少的那个血源性因子，最终证明是基因突变制造了错误的蛋白质，进而导致肥胖症。然而第一步——在数以万计的基因中寻找*ob*基因无异于大海捞针。

为了更好地理解这一工作的难度，我们必须理解基因的组成单元——脱氧核糖核酸（deoxyribonucleic acid，DNA）。DNA是一种生物大分子，它由呈双螺旋结构的两条长链组成，两条长链的连接方式就像梯子的横档一样。每一个横档由两个连接在一起的亚基组成，这个亚基称为碱基，而每一个横档称为一个碱基对。人类的DNA中有30多亿个碱基对。DNA非常长，它扭曲、缠绕、折叠在一起而形成的像线团一样的结构称为染色体。人类总共有23对（或者46条）染色体。

每个染色体可以再细分为基因。基因包含人体内每一种蛋白质的遗传代码，最终促成人体组织和器官的形成。蛋白质的作用是构建细胞结构并执行人体的各项功能。人类染色体有2万多个基因，它可以编码同样多种蛋白质。染色体和基因可以用图书馆和书来比喻。染色体相当于图书馆，而基因相当于书，每一本书都记载着如何编码一种蛋白质的信息，这些蛋白质在人体内具有不同的功能。

并非所有细胞都含有相同的蛋白质。眼部细胞不一定与膀胱细胞含有相同的蛋白质，因为不同的身体部位具有完全不同的功能，这是有一定道理的。人类的每一个细胞都包含了这个个体的DNA副本，不同的基因根据细胞的不同作用被细胞选择性表达（最终翻译成蛋白质）。一旦找到基因与蛋白质的对应关系，科学家就可以复制这个基因（克隆）并合成相应的蛋白质。合成足够多的蛋白质后，科学家可以给这种蛋白质做各种检测，以确定它的功能。

在DNA长链中寻找一个*ob*基因的难度无异于在太平洋底寻找一个瓶盖。科学家知道这个基因在某个位置，但谁都不能准确定位。对于研究人员来说，在职业生涯中花费数年时间寻找这样一个基因称得上孤注一掷的冒险，失败后将会被学术界遗忘，而成功则会带来名誉和地位。更复杂的是，*ob*基因是隐性基因，这意味着几代之后症状才可能显现出来。因此，缩小染色体搜寻范围的工作非常困难。弗里德曼的研究团队在他的同事鲁道夫·利贝尔的帮助下，很可能要经过几代正常小鼠之后才能从患肥胖症的小鼠中找到*ob*基因。完成这项工作不仅需要很长时间，而且要有坚韧不拔的毅力，意志薄弱的人是无法做到的。研究人员让雌雄小鼠交配，一次一对，以便寻找与肥胖症一起遗传的其他性状。他们发现，人类基因组中与肥胖症一起遗传的其他性状的基因位置也是非常靠近的。采用这种方法可以定位*ob*基因。弗里德曼和同事总共培育了1600只小鼠，不断地分析它们的DNA模式的差异。他说："这是一项高度重复的烦琐工作，它吸引我们的唯一之处是我们可能由此找到*ob*基因。"

仅仅这部分工作（交叉繁殖小鼠并分析它们的基因，以便进一步缩小搜索范围）就用了差不多8年时间。

还有一件麻烦事，弗里德曼为定位*ob*基因而采用的DNA标记和定位方法不能有效发挥作用。他不得不寻找新的方法。研究团队听说有一种新技术称为"染色体显微切割术"，那时全世界只有少数研究人员会使用这种技术。这是一种可以切割某条染色体特定区域的技术：将细胞放在培养基中培养，让它们在盐溶液中膨胀，然后将其从1米多的高度滴到显微镜的载玻片上。由于重力的作用，细胞落到载玻片上时会破裂，其中的染色体溢出。载玻片是倒置着放入显微镜的，以方便研究人员看到小液滴中的染色体。这时，研究人员可以用微型切割工具切割染色体，以分离目标基因。整个过程要求操作者必须非常细心，稍有疏忽就会出错。

弗里德曼说："前3年左右的时间，我们一直处于兴奋状态，没想到能采用这种技术。这在之前是完全无法想象的。在我上医学院的时候，没有人知道什么是囊性纤维化和肌营养不良症基因。有了这种技术，克隆这两种基因指日可待，而采用这种方法寻找突变基因是最令人兴奋的事。经过几年实践之后，我们就知道大概需要多长时间找到这个基因以及不确定性有多大。"这一领域的竞争加剧，如果其他人先发现这一基因，弗里德曼多年的心血就可能白费。他说："我决定倾尽全力。这样的话，即使没有发现这个基因，我也不会后悔。"

出院

莱拉的体重仍在增加，不过出院回家的时间到了。她以后的生活可能很悲惨，她要么极度饥饿，要么会因过度肥胖而被人瞧不起，最后还可能因肥胖症并发症而过早死亡。

莱拉的医疗小组成员之一、临床遗传学家谢赫拉·穆罕默德博士想尝试最后一种方法。斯蒂芬·奥拉希利是位于英国剑桥的阿登布鲁克医院代谢医学专业的一位教授，他成功地发现一名患者的肥胖症源于遗传缺陷——与激素原转化酶相关的基因异常。这位患者从两岁开始患上肥胖症，没有医生能找到病因。不过，奥拉希利注意到这位患者的这个基因突变使她的胰岛素无法正常分泌。穆罕默德博士想起曾听过奥拉希利教授的一场相关演讲。

奥拉希利回忆道："激素原是正常激素的前体，我们在她的血液里发现大量激素原水平异常，而她又不能将这些激素原转化成正常的激素。我们联想到，激素原水平异常一定与她的肥胖症有关。突然，我灵光一现。'天啊，如果内分泌异常会导致肥胖，这就表明体重受生命活动调节和控制。世界上很可能还有许多重度肥胖症患者也存在类似的问题。'我豁然开朗，对肥胖症有了完全不同的理解。这就像思维打开了一扇门。对脂肪存储的调节并不是随意的，也不是简单地与压力有关。"

奥拉希利从新的角度看待肥胖问题，这使他在内分泌研究领域声名鹊起。另外，由于出色的问题解决能力，他发现了其他人没有发现的肥胖症致病因素，引起了很多人的注意。穆罕默德博士向奥拉希利博士提出，他可不可以看一下莱拉的病历。

"我们找到它了！"

弗里德曼还在继续努力。从1986年到1993年，他的研究团队把工作重心放在缩小 *ob* 基因的搜索范围上。然而，当时他们还需要从220万个DNA碱基对中找到 *ob* 基因，难度相当大。弗里德曼不得不发挥一点创造力，他采用了另一种手段，将DNA片段插入携带小鼠DNA的人工酵母菌株内。这种酵母细胞经过特殊处理后可以进行额外的测试和分离，从而将 *ob* 基因的搜索范围缩小到65万个碱基对。几个月过去了。弗里德曼后来回忆道："那段时间的工作非常紧张。我们已经离目标很近了，但还是不能准确定位。"

当时，其他科学家也在寻找 *ob* 基因，竞争非常激烈。弗里德曼听说在美国西雅图和波士顿以及日本都有学者在研究这一课题，希望完成科尔曼没有完成的工作。弗里德曼很清楚在科学界第二名就意味着与荣誉无缘。竞争的加剧促使他更加狂热地投入工作中，他说："我担心某一天接到电话，有人告诉我他先行找到了*ob*基因，然后和我说声抱歉。以前曾经发生过这种事，这也许会发生在我的身上。想到这里，我就要疯了。每次有人打电话时，我都祈祷他们不要谈小鼠基因的问题，害怕他们向我传达坏消息，告诉我哪个科学家发现了*ob*基因。"

弗里德曼和他的研究团队加快了工作进度。为了寻找*ob*基因，他甚至将自己的个人生活搁置在一边。"这段时间，我在生活中没有什么别的乐趣。那时我已经遇见了现在的妻子，但*ob*基因有了下落之后，我才会考虑结婚，不然我会心神不宁。那时，我的心中只有事业。"

然后，他遇到了另一个问题——资金。弗里德曼的项目有基金支持，但是他说："到下一次基金审批时，如果我还没有找到*ob*基因，就无法再拿到基金。"他同时面临多重挑战：与竞争者赛跑，承受资金压力，还要证明自己在科学界的地位。在压力面前，他没有退缩，而是更加努力。当研究进入下一阶段时，他采用了一种称为"外显子捕获"的技术，这使他的搜索范围缩小到了几百个碱基对。此时，目标已经近在眼前，研究团队的成员们抑制不住兴奋的心情。这就像原来要在太平洋底找到一个瓶盖，现在搜索范围缩小到只有足球场那么大。

在寻找*ob*基因的过程中，他们又有了新的惊人发现：在DNA的*ob*基因表达区域，他们发现了一种只在脂肪细胞中表达的蛋白质。看起来是脂肪的作用使*ob*基因携带者可能患上肥胖症。脂肪细胞的*ob*基因表达说明脂肪受自身控制。如果这个假设正确的话，肥胖症研究的思路将发生改变。想到这个惊人的假设有可能被证实，弗里德曼兴奋得睡不着觉。他更坚定了找到*ob*基因的决心。

1994年5月，一个周六的晚上，弗里德曼来到实验室中工作。此前，他的助手一直在检测*ob*基因是否在脂肪细胞内表达，但当天她请假去参加一场婚礼。弗里德曼联系不上她，但也不愿意白白浪费时间。他查阅她的文件并找到了试验需要的所有材料。他工作到深夜，做了最后的试验，确认*ob*基因是否在脂肪细胞内表达，然后才回家睡觉，可他睡不着。第二天早上五点半，他又回到实验室。

周日早上，创造历史的时刻来了。弗里德曼意识到他终于找到了 ob 基因和它的表达产物，而且发现 ob 基因确实是在脂肪组织中表达的。"我去冲洗照片，照片上的图像明确显示我们不仅发现了 ob 基因，而且证明了科尔曼的假设很可能是正确的。我的脑海里几乎同时出现了这两个想法，但我还是不太敢相信自己。我待在暗室里，背靠着墙蹲下来给女朋友打电话，告诉她我们找到它了！ob 基因就在染色体的这一段，它的表达改变了。奇怪的是，尽管 ob 基因可以作用于其他区域，但它仅在脂肪组织中表达。我只能说这是一个令人难以置信的瞬间，我觉得真是神在帮助我。"

弗里德曼发现的蛋白质确实是 ob 基因表达的产物，这种蛋白质只在脂肪组织中产生。如果脂肪组织中存在正常的 ob 基因并表达为相应的正常蛋白质，那么小鼠就会变瘦。如果脂肪组织中存在发生突变的 ob 基因，则会引起蛋白质异常，导致小鼠不停地吃东西，最终患上肥胖症。ob 基因的表达产物与食欲相关，表明脂肪是一个聪明的、交互式的器官，能掌控自己的命运。弗里德曼和他的团队成员相当兴奋。那天晚上，他和几个朋友去酒吧庆祝。他告诉他们："这件事绝对会引起很大的轰动。"

这个发现会很快就给科学界带来了震动，不过弗里德曼还有工作没有完成。既然已经知道 ob 基因的位置，他就可以将其克隆，多制造一些副本。这样，可以让他和同事在实验室中合成相应的蛋白质。一旦合成的这种蛋白质足够多，他们就可以在小鼠身上进行测试。他们发现将这种蛋白质注射到正常小鼠体内后，小鼠变瘦了。它们的肌肉量和骨骼没有发生变化，只是脂肪减少了。将这种蛋白质注射到 ob 鼠（即科尔曼试验中与 db 鼠连在一起、最后饿死的那种小鼠）体内，结果这些 ob 鼠也变瘦了。当把这种蛋白质注射到 db 鼠体内时，却没有发生任何变化。这一结果与道格拉斯·科尔曼近20年前的发现完全吻合，证明弗里德曼找到了血液中的这种血源性因子。

弗里德曼确定 ob 基因合成的血源性因子是一种小分子蛋白质，它由脂肪细胞分泌入血，与激素分泌入血的方式类似。这种蛋白质是基因正常表达的产物，其作用是抑制食欲。但ob鼠携带的突变基因合成了一种异常的蛋白质，因此它们不能获得停止进食的指令。正如科尔曼预料的那样，db鼠则合成了过量的这种蛋白质，某些因素使它们不能对这种蛋白质做出应答。

弗里德曼将研究对象扩展到人类身上，他确定人类也存在类似的ob基因，并伴有血源性因子缺失现象。他将人类的这种血源性因子注入ob鼠体内，果然发现ob鼠也出现了体重减轻现象。他建议将这种小分子蛋白质命名为"leptin"（瘦素），这个单词来源于希腊语中的"leptos"（瘦）。

弗里德曼的研究成果发表在1994年的《自然》杂志和1995年的《科学》杂志上，震惊了科学界。当时，人们认为脂肪是一种油腻的惰性组织，它会危害人类健康。脂肪怎么可能会有自己的目标，甚至能控制人类的行为呢？

弗里德曼解释说："这真是一种神奇的体验，令人难以置信。我们可以从以下角度理解这个巧妙而又简单的解决方案：如何管理机体的营养状况是自然界的一个重要问题。我们每个人每年要消耗数百万千焦能量。人体内有几千克至几十千克脂肪来储存能量，我们有充足的理由相信人体一定在以某种方式进行能量调控。自然界如何解决大规模能量的储存和消耗问题呢？那一刻，答案变得清晰起来，一种称为瘦素的激素可以准确地对人体内储存的能量做出反应。"

弗里德曼的论文掀起了一股研究热潮，人们举办各种研讨活动，以更好地理解瘦素对人体的影响。弗里德曼和其他人的研究表明，瘦素分泌量因体脂率的不同而不同。瘦素由脂肪分泌入血，与调节食欲的下丘脑部位的物质结合。脑部要确认脂肪吸收营养、得到照顾后才会发出停止进食的信号。研究人员还确认db鼠脑部的瘦素受体存在缺陷，无法与瘦素结合，不能标记瘦素的存在。这也解释了为什么给db鼠注入很多瘦素也没有什么效果。ob鼠脑部的瘦素受体是正常的，但它们无法产生足量功能正常的瘦素，因而它们的受体没有做出任何应答。

弗里德曼的发现重新定义了脂肪，开创了全新的研究领域。脂肪不再被视为简单的油脂，它是一个可调控的内分泌器官，会对人体的很多器官产生影响。脂肪可以通过瘦素与人体对话，它会告诉脑部停止进食。当它拒绝传递信号时，脂肪能促使我们吃得更多。

弗里德曼说："你得到一个确定的答案，而且看到一种令人惊讶的美，这可以从那张X射线照片上表现出来。对我来说，甚至对后来的人来说，这是一种不可思议的力量，它向我们表明自然界解决了一个棘手的难题。在某种程度上，这就是美的本质。它有着更深层次的意义，一种长期的重要意义。"

弗里德曼的发现还会成为那些脂肪代谢障碍症患者的福音，那些患者的脂肪细胞萎缩或者消失。因为他们没有脂肪，也不能合成瘦素，所以他们会不停地进食，正如我们在第1章中专门提到的克里斯蒂娜·韦娜这位年轻的女性患者一样。他们的身体虚弱，长期处于痛苦之中，很多人过早死亡。直到瘦素被发现并用于临床，医生才有了治疗这种疾病的有效方法。可以说是瘦素拯救了克里斯蒂娜的生命。

瘦素的发现非常重要，2010年弗里德曼和科尔曼因它的发现获得生物医学领域最负盛名的奖项之一——拉斯克医学奖。弗里德曼在科学界终于获得一席之地，他的父亲为此感到骄傲。

莱拉的病好了

奥拉希利博士读了弗里德曼关于ob基因及其对肥胖的影响的研究报告后相当激动。他看过莱拉的医疗报告后，直觉告诉他莱拉的ob基因可能发生了突变。她的很多症状与ob鼠的症状类似，如非常肥胖，无法抑制进食的冲动，胰岛素水平过高。奥拉希利博士急于验证自己的假设，他给莱拉做了皮肤活检，并让他的研究小组进行基因分析，查看是否存在ob基因突变的标记。他们采用了凝胶电泳技术，这是一种分离基因片段的现代技术，可根据不同基因片段在凝胶中的位置将它们分离。他希望通过这一检测可以找到发生突变的 *ob* 基因，但结果显示在 *ob* 基因应该出现的片段并没有发现这一基因。

奥拉希利很沮丧，他原以为能发现人类的第一个 *ob* 基因突变病例，但他失败了，仍然无法破解莱拉的肥胖之谜。莱拉控制不住的食欲和不断增加的体重还在困扰着他。

几个月后，萨达夫·法鲁基，一位新的临床研究人员加入了研究小组。她的第一个研究项目是评估某种测试是否可以测量血液中的瘦素水平。这种测试看起来似乎可行，所以奥希利就让她来检测莱拉及其表弟的血液样本。法鲁基回忆说："我本来以为这两个儿童的瘦素水平很高，因为脂肪产生瘦素，而他们的体重超标。可是，我做完测试后发现在他们的血液样本中几乎检测不到瘦素。我的第一感觉是'我的试验做错了'，因为这太不正常了。我们没有第二份样本，没法重新做测试。于是，我和莱拉的家人联系，再抽取一些血液样本。我重新做了一遍测试，结果依旧相同，在样本中检测不到瘦素。我想：'天啊，这里一定有古怪。'"

研究小组重新查看一年前为莱拉所做的DNA分析的数据，仔细检查照片中 *ob* 基因所在的片段。他们注意到了一些奇怪现象：确实有一个额外的片段之前没有被检测出来，因为它与另一个片段紧密地排列在一起。这个新发现的片段就是 *ob* 突变基因，与 *ob* 鼠一样，它的两个副本都发生了变异。奥拉希利原来的直觉是对的。莱拉体内携带人类的 *ob* 突变基因，因而不能产生瘦素。这也可以解释为什么莱拉不能抑制自己的食欲。

有家公司已获得洛克菲勒大学授权，正在进行给患者注入瘦素的初步试验。奥拉希利与这家公司取得联系，他们可以供应瘦素给莱拉。奥拉希利和法鲁基开始每天用瘦素治疗莱拉，她的巨大食量明显得到控制。她只需要吃原来一顿饭的一小部分就饱了，与几个月前的情况大不相同。奥拉希利回忆说："瘦素治疗的效果是惊人的，4天之内可以明显看到她的食量大幅减小并保持这一状态。她接受治疗后的食量只是过去的1/4。以前她就是一台进食机器，现在变成了正常的孩子。"

进一步的研究表明，瘦素不仅有抑制食欲的作用，还参与脂肪代谢。没有瘦素的小鼠不怎么活动，消耗的脂肪也不多，只是不停地吃。莱拉体内也没有瘦素，她把所有的时间用于进食，却不能像正常人一样消耗脂肪。这就是为什么她住在医院里严格控制热量摄入，却只能减缓体重增加的速度，不能达到减肥的目的。

经过6个月的瘦素治疗，莱拉瘦了16千克，患糖尿病和心脏病的风险已降到正常水平，她可以出来活动了。由于连续使用瘦素治疗，她终于能够像正常孩子一样生活了。

奥拉希利和法鲁基确诊莱拉的表弟也存在*ob*基因问题。近亲结婚使后代发生基因突变的概率增加。幸运的是，她的表弟还是个两三岁的孩子，因为及时接受瘦素治疗，他不会再遭受莱拉童年时所受的痛苦。

奥拉希利和法鲁基治愈了莱拉的肥胖症，此后他们又发现另外30名左右的儿童体内存在*ob*基因突变。奥拉希利说："在其他国家还有许多存在同样问题的孩子，他们在童年或少年时期就离开了人世。这不仅仅是外貌问题，而是一种致命的疾病。肥胖症会导致儿童的免疫力低下，过量的脂肪会引起肺部感染，使他们无法正常呼吸。"

奥拉希利现在成为肥胖症发病机制分子生物学研究的支持者。他说："基因能引起肥胖，人们现在还不接受这个观点。人类行为是受基因驱使的，不管这句话被重复多少遍，很多人依然觉得无法接受。人类并非完全受自我意识控制，我觉得大家不喜欢这个概念。脑部的一些奇怪的基因突变促使我们把手伸向了饼干盒，很多医生都不认同这一点。"

莱拉是弗里德曼研究的受益者，她发自内心地感谢他。此后，她继续注射瘦素以保持正常体重，过上了充实的生活。现在，她已大学毕业，是一位年轻漂亮的职业女性，很快就要步入婚姻殿堂。

　　尽管瘦素的发现具有里程碑式的意义，但这只是破解脂肪秘密的开端，从那时起，人们增添了许多与脂肪相关的新词汇。研究人员发现脂肪分泌一些特有的激素，其中包括脂联素（又称脂连蛋白）、抗胰岛素蛋白、降脂蛋白、视黄醇结合蛋白-4、脂肪营养蛋白和内脏脂肪素等。他们正在努力研究每一种激素在人体内的作用。脂联素是这些激素中最有特色的，被证明与健康脂肪的分布有重要关系（本书第4章将详细描述）。人们对脂肪的理解经历了一个过程，一开始认为它过量堆积一无是处，如今事实表明它是一个聪明的内分泌器官，可与人体进行多方面多层次的交流。

第 3 章

脂肪与生活息息相关

CHAPTER 3

正如我们所看到的那样，科学界最终接受了脂肪可以与其他器官和组织对话的说法。为了人体健康，脂肪必须这样做，而且能做更多事情。事实证明，它可以增加脑容量，强健骨骼，强化免疫系统的功能，促进伤口愈合，甚至可以延长我们的寿命。脂肪的影响力远超我们的想象。

这些神奇的发现要归功于一群科学家坚持不懈的努力，他们坚信试验数据，不理会同行的冷嘲热讽。我们要特别感谢一位执着的科学家发现脂肪在生育方面发挥的作用。

脂肪赋予我们生命

罗丝·弗里施博士是哈佛大学陈曾熙公共卫生学院的一名研究人员，在那里工作了40多年。她是学术界的开拓者，因为她不仅是第一位开展脂肪研究的女科学家，而且敢于冒险，敢于挑战被人们忽视的问题。

1943年，弗里施获得了威斯康星大学遗传学博士学位，她的博士论文是关于人口增长率的研究的。随着时间的推移，遗传学更注重分子水平的研究，而弗里施喜欢更广泛的课题，所以她申请参加哈佛大学人口研究中心的一个项目，观察人口结构的变化及其对社会学和经济学的影响。她非常渴望参加这个项目，以至于竟然接受了一个初级职位——项目助理。这个职位的时薪只有几美元，好在她的丈夫是麻省理工学院的一位教授，可以让她安心地追寻自己的理想。

1975年，她被授予著名的约翰·西蒙·古根海姆纪念基金会奖。当基金会询问她在哈佛大学的薪水时，弗里施的回答让他们大吃一惊。他们以为她误解了薪水的意思，所以又说了一遍："不是你的月薪，而是年薪。"她回答说："这就是年薪。"人口研究中心最后不得已给她增加了薪水。

在人口研究中心，弗里施与她的导师罗杰·雷维尔一起合作。他们做的一个项目是预测全世界的粮食需求。这需要确定发展中国家人们的体重，预估他们每天的能量需求。弗里施承担了这项单调乏味的工作，收集了成千上万条信息并进行数据汇总。在工作过程中，她有一个意外的发现：女孩子体重增长最快的时期似乎发生在初潮（青春期第一次月经）之前。这个发现很有意思，但更有趣的是，每个女孩体重快速增长的时期与她所在的区域位置有关。比如，住在市区的巴基斯坦女孩的体重在12岁左右增长迅速，这与他们的月经初潮时间一致。而郊区的女孩体重增长最快以及青春期到来的时间是14岁，整整晚了两年。为什么会是这样呢？

以前曾有人研究青少年的身高与青春期的关系，但没有报告讨论青春期与体重的相关性。当弗里施向这一领域的学者咨询相关问题时，她被告知女性体重这一领域完全不值得研究，因为变量太多，无法得到有价值的科研成果。但弗里施相信自己会有所发现，她要追寻这个问题的答案。经过进一步分析，她发现无论女性何时发育完，在月经初潮前她们增加的体重大致相当，而月经初潮到来时女性的平均体重约为46.7千克。由于某些未知的原因，体重在青春期发育中起着关键作用。

弗里施相信自己的研究结果，1970年她与雷维尔在《科学》杂志上共同发表了相关论文，《科学》杂志是由美国科学促进会主办的权威期刊。在这篇论文中，她提出女性健康对生育起重要作用。不过，学术界对这篇论文的反应并不友好，他们大多持冷淡和怀疑态度。体重怎么可能影响生殖系统的发育呢？另外，罗丝·弗里施博士是何方神圣？

弗里施在一个儿科医生论坛上演讲时，听众的反应让她很不舒服，演讲结束时台下鸦雀无声。一阵尴尬之后，听众席上终于有人站起来提问："弗里施博士，请问你读的是什么专业？"这显然不是一个友善的问题。"我是遗传学博士。"她回答道。"那么，罗杰·雷维尔呢？"提问者继续问。"哦，罗杰是我所在的人口研究中心的主任，他是一位海洋学家，我们一起共事。"听众席上又是一阵沉默。当她在另一个关于人口福利问题的论坛上演讲时，听众是一群杰出的经济学家，而他们竟然以为月经初潮是某种蔬菜！

弗里施在争取哈佛大学的同事的认同时也费尽周折。"一名女性想做成一番事业很难，而且我的研究课题与性别、月经初潮以及生育能力有关，这个话题并没有太多人讨论。"莉萨·伯克曼是哈佛大学人口研究中心的一位主管，她在向《纽约时报》的记者谈到弗里施时说，"人口研究中心的男同事们开会时让她做记录，把她当成一名秘书，但事实上她与他们一样，是一位出色的科学家。"

弗里施的研究成果得到的并不都是负面评价。内分泌和生殖生物学界的一批有见地的研究人员支持她的观点。她还有一个优点就是执着。格雷丝·怀沙克是哈佛大学陈曾熙公共卫生学院的生物统计学家，也是弗里施亲密的合作者和朋友。在她们合作期间，工作环境对女性并不友善，她们的研究课题也不受重视，但她们互相支持、互相鼓励，完成了很多项目。怀沙克说："罗丝一直坚持她的立场。她没有说：'既然他们不喜欢我的论文，我就把它忘了吧。'她努力工作来证明自己的观点。"

由于对事业的坚持，弗里施继续研究这一课题，她想知道什么因素导致体重与青春期的到来有关。是水分、肌肉、骨骼还是脂肪呢？弗里施采用各种方法比对女孩的不同生理指标，如检测其体内的水分含量，还为她们做了磁共振成像。经过一段时间的数据分析后，她发现青春期脂肪组织增长得最快。女孩在月经初潮前的体脂率大约增加了120%，平均增加约6千克。弗里施认为女孩青春期的发动需要至少17%的体脂率，而女孩在16岁以后为维持正常的月经周期需要至少22%的体脂率，体脂率达不到这一标准的女性将不具备生育能力。这个结论令人震惊。人们过去认为女孩长到一定年龄时青春期就会自然发动，而弗里施发现女性的性成熟度与脂肪直接相关。

弗里施认为，身体与脂肪之间存在着某种关联。新生儿能否存活与其体重有关，而新生儿的体重又与母亲怀孕前的体重以及她妊娠时增加的体重有关。脂肪对身体来说是个信号，它标志着身体是否有足够的营养供后代生存。

1974年，弗里施在《科学》杂志上发表了一篇论文，标题为"脂肪在女性月经周期的发动与维护中起决定性作用，体重身高比需达到最低标准"。她的论文依然没有引起什么反响。有一次，她在哈佛大学医学院上生育课。当她讲述自己发现脂肪对身体发育的重要性时，那些未来的医生既没有表示惊讶，也没有因为好奇而提出问题。他们似乎觉得课上的内容很无聊，表现得没有耐心。弗里施认为他们过于年轻，从男性角度思考问题，无法理解这些内容。

随着时间的推移，弗里施的研究成果逐渐被人们了解，她开始接到一些生育专家的咨询电话，他们向她询问关于患者不孕的问题。这些医生和弗里施交流他们对体重和发育的关系的认识。1979年，弗里施收到纽约的放射科医生劳伦斯·文森特的一封来信。他的诊所附近有一家芭蕾舞工作室，经常有芭蕾舞演员到他的诊所治疗外伤。在治疗过程中，他越来越担心她们的身体健康。他说："当这些芭蕾舞演员演出前称体重时，编舞老师就坐在体重计前看读数。如果芭蕾舞演员的体重增加，后果就会很严重。"文森特说他上班时经常让这些芭蕾舞演员搭他的顺风车。他特别提到："在这个工作室中见不到天真烂漫的少女，我看到一位面色苍白、形容憔悴的17岁女孩，她的目光低垂，眼圈发黑。她的样子看起来健康状况不佳，没有运动后应有的健康与活力。她看起来病恹恹的。"原来这个姑娘只吃了一个橘子和一片杧果，却跳了整整7小时的芭蕾舞。文森特希望弗里施与他一起调查芭蕾舞演员的健康状况。

他们抽取了不同年龄段、不同功底的89位芭蕾舞演员作为调查样本，让她们填写健康调查问卷，查看她们过往的病历，结果发现只有33%的芭蕾舞演员有正常的生理周期，超过22%的芭蕾舞演员没有出现月经初潮，其中6位演员已经超过18岁。15%的芭蕾舞演员3个月都没有来月经，另外三成芭蕾舞演员的月经周期不正常。这些芭蕾舞演员的平均月经初潮时间比普通人的晚一年以上。

有趣的是，如果这些芭蕾舞演员因伤停止跳舞，她们的月经周期就会恢复正常或出现月经初潮。如果她们恢复训练，正常的月经周期又会被打乱。进一步的研究表明，那些有正常月经周期的芭蕾舞演员的体脂率至少为22%（这符合弗里施最初关于十五六岁女孩的月经周期与体脂率的关系的结论），而那些月经周期不正常的女孩的体脂率大约只有20%。另外，完全没有月经的芭蕾舞演员的体脂率只有19%甚至更低。

受到这一调查结果的鼓舞（尽管对芭蕾舞演员来说这不是好消息），弗里施决定研究其他领域的专业运动员。她招募了21位游泳运动员、17位跑步运动员和10位非运动员（作为对照组），在运动员训练期间一直跟踪她们的健康状况。她发现这些运动员的平均月经初潮时间要比普通人的晚1.1年。另外，她们与普通人相比还有些细微的差别：如果运动员在月经初潮前开始训练，月经初潮时间会晚得更多，约为2.3年，平均月经初潮年龄为15.1岁。可以看出，月经初潮前开始训练的运动员的月经初潮时间比月经初潮后开始训练的运动员的月经初潮时间要推迟很长时间。运动员在月经初潮前每增加一年严格训练的时间，月经初潮时间就会推迟5个月。

在研究中，他们还惊奇地发现：尽管每位运动员都希望通过运动减去臀部和大腿的脂肪，但实际上她们只是胸部变小了。

根据弗里施的调查报告，大运动量训练和体脂率低可能阻碍青春期的发动。调查对象的食量一旦增加，他们就可以恢复正常的月经周期，而恢复的快慢与大运动量训练导致的月经周期不正常的时间有关。有些运动员只需要增加或减少1.4千克体重就可以使月经周期恢复正常或闭经。

弗里施的调查数据如此精准，她的研究受到了越来越多的关注。科学家和医生读了她的研究报告后开始关注这一现象。以前似乎没有人注意到月经周期与体脂率有关，甚至连妇科专家也没有注意到这一点。在她的论文发表几年后，女运动员经常给弗里施打电话，向她咨询他们为了怀孕还需要增加多少体重。弗里施的儿子亨利说，其中一些女性甚至将她们的女儿取名为罗丝，以感谢他的母亲给予的帮助。

生育专家估计，约有12%的不孕妇女是专业运动员，月经周期不规律最常见于芭蕾舞演员和长跑运动员。最近的一些研究表明，27%的芭蕾舞演员和44%的长跑运动员的月经周期不正常。

萨拉·乔伊斯来自美国印第安纳波利斯[1]，她是一名著名的长跑运动员，也是弗里施调查的对象之一。乔伊斯很小就热衷于长跑并参加马拉松比赛，2009年是她的运动生涯的高峰期。她的身高为155厘米，体重为38.5千克，身上几乎没有一点脂肪。她可能以为这代表着身体健康、体形优美，直到她发现自己不能受孕时才意识到身体有问题。当时，她才20多岁。乔伊斯努力保持瘦削的体形，然而这正是她无法受孕的原因。通过专业治疗并增加进食量后，乔伊斯生了一个女儿。后来，她告诉ABC新闻记者："我可能太紧张了。如果我想再要一个孩子的话，我会改变我的运动保养方法。"她反思后总结道："在健康饮食和持续训练之间应该有个平衡，我后来有意识地多吃一些营养品。现在，我的丈夫让我不要在每份食物中都添加坚果和奶

---

[1]　印第安纳波利斯是美国印第安纳州最大的城市，也是该州的首府。——译注

酪了。"

为什么女性保持生殖功能健全和维持正常的月经周期需要一定的脂肪量呢？20世纪70年代，加州大学旧金山分校的彭蒂·西泰里和得克萨斯大学西南医学中心的保罗·麦克唐纳发现脂肪是雌激素的来源之一。女性的皮下脂肪（即储存于皮下的脂肪组织）可以将雄激素转化成雌激素。脂肪组织通过一种称为芳香化酶的物质完成这一转化。年轻女性的卵巢和脂肪都可以合成雌激素。（绝经后，女性主要由脂肪合成雌激素。）然而消瘦的年轻女性体内的雌激素水平偏低，子宫内环境不像雌激素水平正常的女性的子宫那样适合胚胎发育。正如我们预计的一样，这些女性还会出现哺乳障碍。

1995年，杰弗里·弗里德曼发现的瘦素（在第2章中提到的可增强饱腹感的激素）表明脂肪与生育存在着重要的关联。弗里施查阅了弗里德曼在《科学》杂志上发表的论文，然后给弗里德曼发送了一些她写的关于脂肪和青春期的论文。弗里德曼回信说："给一只不孕的大鼠注射瘦素就可以让它怀孕，我觉得你应该会有兴趣了解这件事。"体脂率低会对生殖功能造成损害，蛋白质是其中一个不为人知的关联因素。加州大学旧金山分校的法里德·谢哈卜很快就在《科学》杂志上发文称，给正常小鼠注射瘦素，它们会比注射安慰剂的小鼠（即对照组）发育得更早，它们的生殖系统（包括卵巢和子宫等）比对照组小鼠的生殖系统发育得更快。人类研究也显示，在女性青春期快速生长阶段，可检测到其瘦素水平升高，这可能激活女性体内的促性腺激素释放素，触发青春期的发动。如果脂肪没有合成足够的瘦素发动青春期，生殖系统的发育就会推迟。

体脂率低不只影响女性的生殖系统，对男性也有影响。成年男性热量摄入不足的早期症状是性欲减退，如果继续减肥，将减少前列腺液的分泌，最后精子活性降低，寿命变短。若男性体重下降过多，如比标准体重轻25%，则精子数量也会减少。

脂肪在男性发育中也发挥作用。一个典型的例子是一位22岁的土耳其青年，他的瘦素基因的两个副本都发生了变异，导致脂肪释放的激素非常少，结果他的睾酮分泌过少，他没有出现青春期发育特征，没有胡须，阴茎和睾丸也没有发育。他的34岁女性亲属也发现瘦素基因的两个副本均发生变异，导致没有正常的月经周期。

尽管这两位患者已经成年，但在开始注射瘦素后，他们重新进入青春期发育。这位男性患者的睾酮分泌量增加，肌肉力量增强，精力更好，胡须开始生长，甚至他的阴茎和睾丸也开始增长和变大。他的女性亲属的月经周期恢复正常。

科学家关心的是这两位患者在治疗前后行为方式的显著变化，注射瘦素怎么会改变行为方式呢？可以肯定的是，他们强烈的饥饿感消失后饮食习惯发生了变化。除此之外，瘦素还大幅提高了他们的心理成熟度。在治疗期间，这两位患者的行为更像个孩子，温顺听话。而接受瘦素治疗两周后，他们表现得更加坚定自信，像个成年人。脂肪通过控制瘦素的合成，从生理和心理上调控我们向成人转变的过程。青少年希望拥有迷人的身材，急于长大成人，不过他们需要知道脂肪对身体有多重要！

值得注意的是，体脂率低下会导致生育障碍，而过高也会产生同类问题。不论男女，肥胖都会导致雄激素和雌激素的比例失衡，引起男性勃起功能障碍，女性月经不调。肥胖妇女体内的雌激素、胰岛素和瘦素水平偏高，干扰了生殖系统的正常运转。体脂率过高或过低对身体都是不利的，只有体脂率保持在合适的范围内才适合胎儿出生。

戴维·霍夫曼是美国佛罗里达州的一位生殖健康专家，他每天的工作都得益于弗里施及其合作伙伴的研究成果。他的咨询对象为那些体脂率低的专业运动员和芭蕾舞演员。他说："这些患者的主要问题都源于体脂率过低。我有一份激素和其他生理指标的检测清单。我想确认她们的能量储备是不是充足，理想情况是她们的体重指数（Body Mass Index, BMI）保持在19～25的范围内，但实际上这些患者从来没有达到这个标准。所以，我的目标是保证她们的饮食结构合理，争取使她们的月经周期恢复正常。"

　　洛杉矶的生育专家沙欣·卡迪尔博士说："我们在加利福尼亚州南部看到很多饮食失调症患者，她们的体重过轻主要由厌食症引起。这些患者基本上已经闭经……当体重增加、脂肪含量增加、BMI回升时，她们会自发地恢复排卵。这种情况一次又一次地重现。"

　　霍夫曼补充说："太瘦和太胖的女性流产的可能性都比较高。体脂率必须控制在合适的范围内。如果太瘦，女性就会停止排卵，从而导致无法受孕。有些女性为了怀孕而不得不减少训练量，同时增加进食量。但如果女性太胖（BMI大于34），脂肪组织合成过多的雌激素，就会引起月经周期不正常，中断排卵。因此，肥胖孕妇会出现诸多健康问题。"

　　脂肪对身体健康来说非常重要。没有脂肪就没有青春期，会造成生殖系统发育迟缓，无法怀孕。女性孕育生命必须拥有适量的脂肪。

　　罗丝·弗里施于2015年初去世。由于她的性别和与众不同的观点，她的发现在过去几十年中常被人怀疑，但现在人们把她的研究成果视为基本常识。目前，世界各地的生育专科都将体重与脂肪相关因子作为备孕女性的常规检查项目。

脂肪和骨骼相辅相成

　　脂肪的雌激素合成机制不仅在青春期发动和生殖系统发育方面起重要作用，也会对骨骼产生重要的影响。无论男女，体脂率过低都会导致雌激素水平低下，使骨骼强度降低。为什么会出现这种情况呢？

　　人们可能不知道脂肪细胞与骨细胞的来源相同，它们都由骨髓内的干细胞分化而成。这些干细胞属于人体内的多能干细胞，可以根据人体的需要分化成各种功能不同的组织细胞。最终转化成脂肪细胞的干细胞也同样有能力分化为骨细胞。脂肪与骨骼就像双胞胎出生于同一个地方，它们之间存在着特定的关系，在一定的条件下可以互相转化。有学者曾在实验室体外环境下对已分化为脂肪细胞的干细胞进行诱导培养，将其转化为骨细胞。这听起来像科幻小说，却是事实。

那么，骨髓干细胞在什么情况下会分化成骨细胞或脂肪细胞呢？这取决于所处环境和人体的需要。此前的研究发现超重的人骨骼更强壮，其中一个原因可能与体重有关。超重的人体内的干细胞会分化成骨细胞以强化骨骼。通过骨密度能够比通过年龄更准确地预测骨折风险，而体重较好地反映了骨密度的大小。

雌激素也会影响干细胞向骨细胞和脂肪细胞的分化。脂肪不足不仅使 BMI过低，还会导致雌激素分泌不足。这种情况会导致骨质疏松，对神经性厌食症患者来说，骨折的风险很大。由于厌食症患者体内的脂肪含量过低，个体调节机制重视脂肪的需求而忽略骨骼的需求，诱导骨髓干细胞分化成脂肪细胞而不是骨细胞。骨骼内分化过多的脂肪细胞，会导致骨质疏松，因此骨折更容易发生。

绝经后，女性更依赖脂肪保护骨骼。这是因为体重是触发干细胞分化为骨细胞而不是脂肪细胞的因素，而且卵巢停止合成雌激素后，脂肪成为雌激素的主要来源。脂肪中的芳香化酶将雄激素转化成雌激素，它的活性随着人们的年龄增大而增强。因此，绝经后女性的雌激素分泌与骨骼强化均依赖脂肪。

乔纳森·托拜厄斯博士是英国布里斯托大学的一名研究人员，他对4000名男孩和女孩的骨皮质（分布于骨骼外周表面的骨密质）质量进行了研究，发现脂肪是影响骨骼发育的主要因素。他说："雌激素在骨骼发育方面发挥重要作用。如果雌激素分泌不足，就会影响骨骼的生长。人们的体脂减少过多，尤其是女性的体脂过少，可能对正在发育的骨骼产生不利影响，导致他们以后患骨质疏松症的风险增加。"

脂肪组织可以通过雌激素的合成和机械的承重作用对骨骼产生影响，但这种影响并不是单向的。骨细胞也可以合成一种称为骨钙蛋白的激素向脂肪发送信号。通过信号级联放大，这种激素诱导胰腺分泌更多的胰岛素，最终使体脂增多。总之，骨骼能促进体脂增加，反过来脂肪也能强化骨骼，骨骼与脂肪互相促进、相辅相成。

脑容量和脂肪

另一个受体内脂肪影响的器官是脑，这听起来也令人惊讶。ob基因发生变异的小鼠几乎不合成瘦素，这会使它们的脑部重量和体积减小。研究人员甚至发现这些小鼠脑部的重要区域（如海马等）的神经元数量减少。此外，与正常小鼠相比，它们的脑部发育还不成熟，发生退行性病变的概率较高。研究发现，每天给这些ob鼠注射瘦素，6周后它们的脑部重量恢复到了正常水平。不仅它们的脑部组织恢复正常，在瘦素的刺激下，脑部的活性也得到增强。

脂肪通过合成瘦素可以同时使脑部体积增大、功能增强。有学者对前文中提到的土耳其家庭的两位患者的脑部进行了磁共振成像检查，发现通过瘦素替代疗法，两位患者脑部的部分区域（包括海马、扣带回、小脑、顶下小叶等）的组织开始生长。这些区域被认为与饥饿感和饱腹感的调节、记忆以及学习有关。

极端饥饿导致体脂量和瘦素水平急剧减少和下降，还可能使脑容量减小。研究人员对神经性厌食症患者进行尸检时发现其脑部重量减轻，磁共振成像显示其脑部萎缩。伦敦的研究人员还发现，中年人的BMI偏低（低于20）会导致晚年痴呆的风险增加34%。脂肪和脑部之间确实存在着密切的联系。

不过，不要变得太胖并因此乐观，体脂过多和过少都对脑部不利。有研究表明，肥胖特别是中心型脂肪（脂肪堆积在下腹部）会导致脑部萎缩。2008年，加利福尼亚州凯泽医疗集团发布了一份研究报告，研究人员跟踪6583名参与者30年，发现那些40～45岁时腹部脂肪最多的人在70多岁时痴呆的风险是体重正常者的3倍。另一项由弗雷明汉心脏研究所和其他机构联合开展的研究发现，脑容量也受腹部脂肪的影响。他们检测了733个BMI偏高、腹部脂肪多的人，发现他们的脑容量减小。来自腹部脂肪并传递到身体各处的破坏性炎症信号可能因胰岛素和瘦素抵抗而造成脑容量减小，但适当的脂肪堆积在正确的部位有助于维持脑部的正常运作。

脂肪保护人类健康

脂肪不仅有助于维持其他器官的健康，而且能保护我们免受疾病和伤害的困扰。人体的免疫系统可以将白细胞和凝血剂分别输送到感染部位和伤口，并修复那里的蛋白质。要做到这一点，受损部位需要生成新的血管，以确保这些物质可以输送到指定位置。这是一个不可思议的过程。这些管状结构的生长过程称为血管生成，脂肪在这一过程中发挥了重要作用。这一点是由科学家罗西奥·西拉-霍尼希曼偶然发现的。

1996年，西拉-霍尼希曼还是耶鲁大学的一位年轻的助理研究员。她的丈夫在康涅狄格州西黑文的拜尔研究中心工作，他试图在体外环境中培养细胞合成瘦素受体，这种瘦素受体正是 *db* 鼠体内缺乏的物质。一天下午，西拉-霍尼希曼来给丈夫帮忙，她想确认丈夫培养的细胞是否存在瘦素受体的表达。她用一根抗体探针进行检测，这是一种检测受体是否存在的工具。她还使用了血管内皮细胞（体内生成静脉的细胞）来进行比较，因为它们被认为不含瘦素受体，可以作为对照组。

让西拉-霍尼希曼感到意外的是，她在血管内皮细胞中居然发现了瘦素受体。这意味着瘦素能以某种方式与血管进行交互。西拉-霍尼希曼回忆道："这个发现让我一晚上没睡着。如果我是血管内皮细胞，为什么我需要瘦素受体呢？"这个问题成为她在耶鲁大学的一个新研究方向。

西拉-霍尼希曼向吉列尔莫·加西亚-卡德尼亚和安德烈斯·帕帕佩特罗普洛斯求助，这两位助理研究员当时正在研究血管生成。他们在培养的血管内皮细胞中加入瘦素，结果看到了以前从没见过的现象——加入的瘦素使血管内皮细胞排列成管状，看起来就像形成了新的血管。这就是血管生成的早期阶段，是人体创伤愈合的重要步骤。

血管生成是当时的一个热门研究领域。位于波士顿的哈佛医学院的朱达·福尔克曼在20世纪70年代提出了"恶性肿瘤的生长依赖新生血管的形成"的观点。随着肿瘤的生长，它们需要建立自己的供血系统来提供营养。抑制新生血管被认为是控制肿瘤生长、阻止其蔓延的一种可行方法。当时，很多实验室都在研发阻止血管生成的药物。

由于当时血管生成研究项目众多，一些实验室完善了抑制或促进血管生长的药物测试标准，其黄金标准是采用活着的大鼠的角膜进行试验，如果出现血管生成过程，则表示结果有效。西拉-霍尼希曼和她的团队在大鼠角膜上测试瘦素时发现瘦素确实可以加速血管的生成。1998年，他们将这一结果发表在《科学》杂志上。

科学界对这一结果感到震惊，连血管生成理论的创建者朱达·福尔克曼都表示非常惊讶。他说："没有人会想到瘦素与血管生成有关，这篇文章将改变人们的观念。"

西拉-霍尼希曼的下一个试验是检测瘦素在身体创伤愈合过程中所起的作用。她使小鼠受伤后，对其中的一些小鼠使用药剂阻断瘦素接触创面。与其他未使用药剂的小鼠相比，这些小鼠的伤口暴露在外，恢复得慢。西拉-霍尼希曼谈到另一个试验时说："普通小鼠的伤口需5～7天才能愈合，然而小鼠经瘦素治疗后，伤口完全愈合只需要3～4天。"受这一试验的启发，其他实验室也测试了瘦素对伤口愈合的影响，得到的结果相同。事实上，人们发现神经性厌食症患者的伤口愈合速度比正常人的慢，这与他们的脂肪含量和瘦素水平过低有关。

脂肪储存在皮下，可以促进伤口愈合，在人体受伤和下坠时起缓冲作用，是保护人体免受伤害的排头兵。另外，脂肪还可以用许多其他方式保护我们。萨达夫·法鲁基是剑桥大学的一名研究员、内分泌专家，她曾与斯蒂芬·奥拉希利一起治疗莱拉（具体内容见本书第2章）。她了解到很多孩子患有先天性瘦素缺乏症，并对这些孩子的新陈代谢、生长发育和身体健康数据进行了跟踪调查。法鲁基发现这些先天性瘦素缺乏症患儿不仅患有肥胖症，而且比正常人更容易发生呼吸道感染。

法鲁基分析了生化数据后发现，先天性瘦素缺乏症患儿体内某些类型的T细胞水平偏低，这些T细胞是重要的免疫细胞，在对抗病原体感染时被激活。当患儿接受瘦素治疗后，他们的T细胞水平和免疫系统的其他指标都趋于正常。补充瘦素后，这些孩子发生呼吸道感染的概率也降低了。

原来我们的免疫细胞中也含有瘦素受体，这意味着这些免疫细胞表面的一些位点分布着瘦素受体，它们的功能是与瘦素结合。一旦瘦素与这些受体结合，就会影响信号通路并最终改变免疫细胞的行为。那些体脂率低的人经常出现免疫系统并发症就是这个原因。在发展中国家营养不良导致传染病加速传播的一个原因也是体脂率低使免疫系统功能减退。研究还发现，体脂率极低的神经性厌食症患者皮肤免疫系统的功能减退，T细胞水平全面下降，淋巴细胞（另一种重要的免疫细胞）水平也同时降低。

脂肪可以增强免疫系统的功能，这个论点震惊了医学界。脂肪带给我们的惊喜并没有停止。事实上，我们通常认为脂肪在某些方面会致病，但研究结果证实情况与此相反。

肥胖的悖论：脂肪可以让我们活得更长吗

卡尔·拉维博士是新奥尔良约翰·奥克斯纳心血管研究所心脏康复和预防医学部主任。作为一名心脏病专家，他具有丰富的执业经验，在研究领域颇有建树。心肺压力测试是评估心衰患者的运动能力和治疗效果的一种方法。20世纪90年代后期，拉维注意到很多研究在心肺压力测试中会评估耗氧量，并将其与总体重而非瘦体重相关联。因为脂肪与新陈代谢和体内氧气输送密切相关，拉维想知道不计算脂肪量可否使检测结果更准确。他设计了一个有225名患者参与的试验，结果发现测量瘦体重确实可以更好地预测心衰后的生存率。

在检查试验数据时，拉维发现了一些别的现象。BMI和体脂率高的患者在心脏病发作后的生存时间更长。这一结果不符合人们惯常认为的心脏病患者的体脂率低对身体有益的观点。他研究了更多病例后确认，体重较重与心脏病发作后生存概率更高存在相关性。这个发现令人震惊，与我们所了解的科学知识背道而驰。

拉维和他的同事兴奋地撰写了学术论文并将其提交给杂志社。第一家杂志社的编辑拒绝发表这篇论文，他寄希望于第二家杂志社。他把论文提交给排名第二的医学核心期刊，但又一次被拒绝了。他继续将论文提交给其他两家杂志社，也没有人愿意发表这篇论文。拉维回忆说："发表这篇论文的过程真的很艰难。一位审稿人的意见大概是'这是我听到的最愚蠢的事情'。另一位审稿人温和一些，他说：'你最好回去重新审核一下数据，其中似乎有一个致命的错误。'他们的意思就是说他们无法相信这件事。"脂肪对心脏病患者起积极作用，这个观点医学界无法接受。

但是，其他医生也发现了这种正相关关系。美国西北大学范伯格医学院的梅塞德斯·卡恩顿收集了2625位糖尿病患者的数据，他发现体重正常的糖尿病患者的死亡风险是超重的患者和同时患有肥胖症的患者的两倍。英国格拉斯哥大学的吉尔·佩尔和她的团队对4880位心脏病患者接受血管成形术（一种使用微小球囊使堵塞的冠状动脉恢复通畅的手术）的预后数据进行分析，发现超重患者的5年生存率高于体重正常和偏轻的患者的5年生存率。出乎意料的是，那些体重偏轻的患者的5年生存率最低。佩尔告诉《星期日泰晤士报》的记者："应该鼓励没有患上心脏病的人将体重维持在正常范围内，这会降低其患心脏病的风险。心脏病患者适度超重可能不是什么问题，甚至可能对他们的健康起到保护作用。"

凯瑟琳·弗莱加尔是位于美国马里兰州海厄茨维尔的国家卫生统计中心的一位流行病专家。她分析了涵盖近300万人的97项研究，探究体重为何与死亡率相关。凯瑟琳发现，在一定的时间内超重者（BMI在25和30之间）的死亡率比同一年龄段的体重正常者（BMI在18.5和25之间）的死亡率低6%，而肥胖者则没有这一优势。因此，多5千克体重可能会使我们在面临死亡威胁的病重时刻多一线生机。

科学家和医生将上述现象称为脂肪悖论，尽管人们认为脂肪会引发心脏病、中风、糖尿病和很多其他重大疾病，但研究人员还发现体脂率偏低使人更容易患病或死亡。因此，体重稍微偏重反而可能使我们免于疾病带来的死亡威胁，即使这些疾病被认为是由脂肪堆积导致的。难怪一些科学家和专业人士难以认同拉维的研究结果，这与他们所学的知识产生了矛盾。

脂肪为什么会在我们生病时对身体有益呢？现在还没有公认的理论可以完美地解释这一现象。一种理论认为生病时身体对能量的需求增加，在生病和康复过程中，脂肪可以帮助身体维持正常功能。另一种理论认为并非所有的脂肪都具有相同的功能。腹部脂肪会导致糖尿病或其他疾病，但皮下脂肪在我们生病时可能提供缓冲作用，补充能量。其他因素也发挥了重要的作用。在心脏病发作后，做有氧运动和加强心肌运动的超重患者的预后效果更好。运动还可以减少腹部脂肪，并将其重新转化为外周脂肪（见第4章）。显然，超重和加强运动比清瘦和不运动更健康。

第 4 章

当好脂肪走向对立面时

CHAPTER 4 ────────────────────────

　　凯茜·莫躺在手术台上等待她的外科医生。医生迟到了20分钟，这使她回想起自己的大学时代。她上大学时，学校有个不成文的规定，如果教授迟到15分钟以上，学生可以自主选择是否离开课堂。现在她非常想离开手术台，取消她的胃绕道手术。等待让她感到焦灼，心脏在剧烈地跳动。为什么非要做这个手术呢？在生第三个孩子之前，她的胃口一直很好，而且她保持着苗条的身材，称自己为"苗条的明尼"。现在她已经64岁，超重45千克，患有高血压、高脂血症和2型糖尿病。她是怎么变成现在这样的呢？

　　凯茜回想起自己的人生经历。她小时候一点也不胖，吃甜点和其他零食时从来不用担心会发胖。上高中时，她是个活跃分子，可以和其他人吃得一样多，但不会发胖。后来，她进入加州大学圣巴巴拉分校，在那里获得生物化学硕士学位。那段时间，她还保持着瘦削的体形。在读研究生期间，她与同学汤姆结婚，组建了家庭。24岁时，她生下第一个儿子。产后，她很快就瘦下来了，恢复到怀孕前的苗条身材。她的第二个儿子在她26岁时出生，她的体重又很快恢复到孕前水平。推着孩子们步行几千米肯定对她迅速瘦身有帮助。

凯茜享受全职妈妈的生活。她为家人制作蛋糕、通心粉、奶酪和其他美味的食物，并为此感到自豪。食物代表着凯茜对家人满满的爱，她爱家人，也爱做美食。当然，她也会吃掉属于自己的一大份食物。她和孩子们在公园、泳池里玩耍耗费了大量体力，因此她即使吃不少食物也能保持苗条身材。有一次，丈夫给她买了一盒巧克力棒，因为他知道这是她喜欢吃的零食。没几天，她就吃完了一整盒。她喜欢烘焙食物，节日里她一个人一次几乎能吃掉一个大馅饼。饮食过量对她不是问题，她很快就可以恢复苗条身材。31岁时，她生了第三个儿子。这一次生产后，她还是瘦了下来，不过她承认比前两次困难了一些。

当最小的孩子上学后，凯茜回到学校攻读博士学位。在毕业前，她获得了一份基因工程师的全职工作。她一向努力上进，这个职位让她可以一展所学，对社会有所贡献。这与她以前给婴儿换尿布、喂食物的生活完全不同。

不久，凯茜在公司中开始从事管理工作。几年的时间里，她得到提拔，很快升至公司高层。每一次晋升都意味着她要承担更多的责任，付出更多的努力，还有更多的出差时间。此外，她还要做好母亲和妻子的角色。这使她没有什么时间做运动，也无法抽出时间准备健康的食物。她回忆起那段生活时说："我得在凌晨两三点发电子邮件。我到世界各地出差，在餐厅里吃饭。午餐时间，我可能还在工作，就从自动售货机那里买点零食当午餐。"渐渐地，凯茜开始发胖。她开始只重了5千克左右，觉得没什么大不了，增加一点体重换来一切——同时拥有家庭和事业，这点代价不算什么。但随着时间的推移，她的体重增加了23千克。在四十四五岁的时候，凯茜的身材过于臃肿，她被确诊患有2型糖尿病。

当时，她的糖尿病处于初期阶段，医生建议她随时观察病情变化，并要求她食用健康食品，减轻体重。她尽力做出改变，每天自己带午餐，抽出时间锻炼身体。由于工作和生活压力太大，选择正确的生活方式比她想象的困难得多。饿着肚子回家吃饭，辅导孩子们做作业，还要在凌晨两三点发电子邮件，她腾不出时间来做运动。凯茜在晚餐时已经不想吃生菜了，而是想吃一顿美味的晚餐。

凯茜的体重继续增加，她开始服用糖尿病药物。这时，她已经60多岁，准备退休，她的体重超过正常值45千克。除了糖尿病，她还患有高血压等疾病，胆固醇水平也偏高。随着时间的推移，她的病情加重，她还出现了神经病变的症状（这是一种不可逆转的神经组织退化，会引起脚部刺痛或失去知觉）。这些症状影响到她的正常生活。如果她不能控制糖尿病的发展，很快就会出现另一种并发症——失明。

过多的脂肪对身体有害

周末吃一些巧克力棒和馅饼，怎么会得糖尿病和高血压，最后还发展成心血管疾病呢？脂肪对生殖器官、骨骼和脑部具有重要的作用，为何对身体有害呢？

在第2章中，我们提到脂肪通过派出信使（如瘦素）与其他器官交流，调节体内的生理活动。原来脂肪不仅与脑部有联系，而且与免疫系统有联系。当我们受伤或被感染时，脂肪会与免疫系统联系，调动免疫系统保护身体，这对身体有益。但脂肪长期调动免疫系统工作，会导致代谢类疾病，如糖尿病等。

直到最近，科学家才发现脂肪和免疫系统之间有联系。格克汗·霍特密斯里格博士是第一位发现这一联系的学者。20世纪80年代末，他是土耳其的一位儿童神经科执业医师。由于缺乏治疗手段，他的患者的很多疾病无法得到治疗，其中包括认知障碍、神经问题和脑部肿瘤等。他说："我感觉自己真的无能为力，没有办法帮助这些患者……我承受着患者及其家属的所有压力，却帮不到他们，这真的很难。"

当一名普罗蒂厄斯综合征[1]患者来找霍特密斯里格看病时，他开始将研究重点

---

[1]　普罗蒂厄斯综合征是一种复杂的赘生性疾病，主要特征包括颅骨增生、长骨变形、肢体膨大、皮肤及皮下组织出现肿瘤等。——译注

转向脂肪。普罗蒂厄斯综合征罕见，患者的某些组织（如骨骼、皮肤、脂肪等）生长过度，与其他组织的比例不协调。这种疾病不能归为哪个专科，因为那位患者的脂肪增生部位靠近脊椎，她被推荐来找霍特密斯里格。

霍特密斯里格回忆说："这位患者的身上已经开始出现各种局部的良性脂肪瘤。这些脂肪瘤看上去像是正常生长的脂肪，不过有的体积像足球一样大。这些肿瘤可以通过手术切除，但马上又会长出来，而医生能做的只有手术。"

此时，他还在为无法治疗另一位患者的疾病而痛苦，这些经历让霍特密斯里格深受刺激。脂肪到底是什么？如果它能依靠自身生长，那么它的功能就不仅仅是储存能量。带着这个问题，他参加了一项研究脂肪的计划。当时，人们已经发现肥胖症与糖尿病之间存在关联，此计划侧重于揭示二者的关系。他回忆道："谁都不太清楚为什么肥胖症患者患糖尿病的比例较高。"因此，霍特密斯里格组建了一个实验室专门研究这个问题。他的假设是：由于肥胖症与脂肪细胞的生成有关，所以脂肪本身含有的某种物质可能干扰胰岛素正常发挥作用，进而发展成糖尿病。

霍特密斯里格经过几年的研究，比较了肥胖动物和精瘦动物的脂肪。1993年，他发现了一个有趣的现象：肥胖动物的脂肪富含一种可以激活免疫系统的有效信号传导分子——肿瘤坏死因子-α。这是出乎意料的发现，尤其是肥胖的糖尿病患者通常易受感染，但按照推理，与免疫相关的分子数量增加应该让这些患者不易受感染才对。

霍特密斯里格研究了肿瘤坏死因子-α的活性、与脂肪相关的免疫力和新陈代谢后发现，肿瘤坏死因子-α水平高会干扰胰岛素信号的传导，抑制细胞正常的糖类代谢。霍特密斯里格指出，这一干扰因素不仅会影响脂肪细胞，而且会影响肝脏和肌肉细胞，使相应的组织和器官出现胰岛素抵抗。

这是一个重磅消息。脂肪会释放与免疫相关的信号传导分子，从而影响新陈代谢。由于胰岛素抵抗会发展为糖尿病，霍特密斯里格的试验用可靠的数据证明，通过干扰胰岛素信号的传导，肥胖可能是导致糖尿病的因素之一。后来的研究证明，脂肪不仅含有肿瘤坏死因子-α，而且可以自行合成和释放肿瘤坏死因子-α，并与人体内的其他器官和系统，尤其是免疫系统交换信息。肿瘤坏死因子-α与脂肪细胞密切相关。

霍特密斯里格的研究启发后来者探讨肥胖和免疫力之间的联系。大约10年后，即2003年，哥伦比亚大学的斯图尔特·韦斯伯格、鲁德·利贝尔和安东尼·费兰特发现了二者之间的另一个联系。费兰特回忆道："我们当时正在研究在人们从瘦变胖的过程中基因和蛋白质的变化。"这个思路与众不同，费兰特解释说："那时人们认为脂肪是惰性的，不会发生大的变化。"

费兰特的团队成员发现脂肪根本不是惰性的。他们在肥胖动物的脂肪中发现一种特定的免疫细胞——巨噬细胞的含量很高，巨噬细胞的作用是吞噬和消化危险的微粒（通常是病毒和细菌的残片）。顺便说一句，肥胖动物的脂肪中含有大量巨噬细胞。

费兰特说："我在读研究生时曾经在实验室中专门研究过巨噬细胞，所以当我寻找脂肪的基因序列时，立刻认出了许多基因属于巨噬细胞。我们给这些基因染色，结果发现在精瘦动物的脂肪中巨噬细胞的含量只有5%，而在最肥胖的动物的脂肪中巨噬细胞的含量达到50%以上，我们被这个结果惊呆了。如果我们再将肥胖动物脂肪中的另一种免疫细胞计算在内，免疫细胞的总量将远远超过50%。几乎没有哪个器官的免疫细胞含量超过50%。一般器官的免疫细胞含量可能只有5%。"这个发现太让人震惊了，所以他在发表论文时遇到了麻烦。费兰特补充说："审稿人认为我们看到的不是免疫细胞，我们的免疫细胞检测手段有缺陷。"

为什么免疫细胞在肥胖动物脂肪中的占比如此之高呢？一种理论认为，当我们的体重增加时，脂肪细胞的体积增大，以容纳更多的脂肪分子，从而导致脂肪组织过于拥挤，形成对细胞的压力。另外，脂肪组织增大会引起血液供应不足，氧气输送速度降低。为了应对压力，脂肪组织向人体发送求救信号。这些压力信号以细胞因子的形式传递，其中之一就是肿瘤坏死因子-α。

免疫系统将肿瘤坏死因子-α解读为危险信号并进行应对，使更多的免疫细胞汇集到脂肪组织中。比如，更多的巨噬细胞被传送到脂肪组织中，吞噬那些因为压力过大、缺乏氧气而死亡的脂肪细胞。这会形成恶性循环：人们进食过量，脂肪细胞就会变大，导致脂肪组织过于拥挤，于是它们发出信号召唤更多的免疫细胞。若这一状况持续发展，人体继续发胖，脂肪组织就越来越拥挤。这就是费兰特和霍特密斯里格在肥胖动物的脂肪中观察到大量免疫细胞的原因。

人体组织中存在大量免疫细胞的现象称为炎症。当我们体内发生感染，如皮肤破裂、红肿时，炎症对身体有益，它可以使免疫细胞聚集在受伤部位，杀死有害微生物。但在拥挤的脂肪组织中，慢性炎症会损坏脂肪的正常功能，产生一个重要影响——正如霍特密斯里格所提及的，细胞对胰岛素不再产生应答。胰岛素是胰腺分泌的一种激素，它的作用是促进细胞从血液中摄取葡萄糖和脂肪，并将其转化为能量。当细胞对胰岛素的应答能力减弱时，胰腺会分泌更多的胰岛素，它"调大了音量"，希望细胞最终收到信息。胰腺分泌的胰岛素的量呈螺旋式上升，细胞对胰岛素的抵抗更加显著。

最终，人体细胞对胰岛素的应答将完全停止。这一结果对人体非常不利，如果细胞不能从血液中摄取葡萄糖和脂肪，葡萄糖和脂肪就会一直在血液中循环，堆积在它们不应该堆积的地方，如动脉和肝脏等。这会引起2型糖尿病和高血压。如果这种状况得不到遏制，下一步将发展到静脉损伤、神经病变、失明或心脏病等。此外，由于细胞不能从血液中获得葡萄糖和脂肪，它们无法汲取营养，这会让我们感到饥饿，吃更多的食物，产生更多的脂肪，加剧体内的恶性循环。

如何医治不健康的脂肪

要打破这种恶性循环，其中一种方法是减少脂肪——这意味着要减点肥。这肯定不是件容易做到的事。凯茜·莫的经历就是一个经典案例。她要承受很大的工作压力，长时间坐着不动。时间紧迫让她不得不经常吃快餐和零食，而经常出差又加剧了问题的严重性。饮食不健康、缺乏运动、压力过大又引起皮质醇水平升高。皮质醇是一种会导致体重增加的激素。这些因素最终导致凯茜的体重不断增加。她的脂肪细胞在内脏上堆积，向身体发出警告，激活免疫系统，几种不同类型的免疫细胞和细胞因子进入脂肪组织，从而使她出现胰岛素抵抗。胰岛素水平长期过高会导致胰岛素抵抗，最终发展成糖尿病、高血压或神经病变等。如今，凯茜因为视网膜血管病变而有可能失明。

并非所有肥胖人士都会因为体重增加而出现像凯茜那样的健康问题。各个部位的脂肪是不一样的。凯茜除了外周（四肢和臀部）脂肪过多以外，她还有大量内脏脂肪（即围绕在内脏周围的腹部脂肪）。内脏脂肪参与的代谢过程更多，也就是说与外周脂肪相比，它分泌更多的激素和细胞因子。内脏脂肪过多非常危险，这与糖尿病、心脏病、高胆固醇血症甚至失智症等有直接关系。

引人注意的是，有一些肥胖人士似乎是完全健康的，他们没有患上心脏病和糖尿病的风险。他们的脂肪主要分布在皮下，而不是腹部。这方面的极端典型就是日本的相扑力士。

胖且健康——相扑力士的生活

相扑比赛的目标是把对手推倒在地，使对手身体的任何部位（除了脚）触及地面就算胜利。推倒对手需用尽可能大的力量，相扑力士比日本男性的平均体重重一到两倍。

相扑力士要进行一整天的体能训练，从早上5点一直训练到晚上10点半。这些训练包括一种称为四股的腿部动作，相扑力士轮流抬高左、右腿，然后重重地踩在地面上，以增强下肢力量。另一种训练称为铁炮，就是相扑力士用一条腿、一只胳膊或双手击打一根木桩，就像击打对手一样。还有一种伸展训练称为股割，一个人坐在地面上，尽量将两腿分开，上半身着地。最后提到的一种训练称为推碰实践，训练中相扑力士互相拍打对手身体。这些训练和大量对打格斗以训练相扑力士的力量、平衡能力和耐力为目标。

相扑力士每天都要进行大运动量的训练，不过他们一天只吃两顿饭，第一顿安排在上午11点，第二顿安排在晚上。相扑力士一般吃一种什锦火锅，将海鲜、刺身、蔬菜和油炸食物放在一起炖煮，每天摄入的热量为20000～29000千焦。每顿饭后，相扑力士会睡一觉，据说这样可以帮助他们增加体重。

相扑力士的体重一般为135～180千克。他们全身有很多肌肉，还有更多的脂肪。以任何标准衡量，相扑力士都可以被定义为肥胖人士，然而他们没有出现一般肥胖人士常出现的异常指标。他们的血糖和甘油三酯水平是正常的，胆固醇水平还偏低。这是如何做到的呢？这个问题一直困扰着医学界，直到日本大阪大学医学院的松泽佑次找到问题的答案。

松泽佑次带领他的团队用计算机体层扫描技术检测相扑力士的脂肪沉积情况。他们的研究显示，尽管相扑力士的肚子很大，但大多数腹部脂肪储存在皮下，而不是堆积在胃壁后方或者内脏（包括胃、胰、肝、脾和肠等）四周。事实上，松泽佑次发现相扑力士的内脏脂肪大概只有普通人的一半，因此他们患上代谢疾病的风险较低。

然而，相扑力士退役后开始食用深加工食品，不再严格执行训练计划，内脏脂肪几乎立即出现，同时会出现肥胖症的典型症状，如胰岛素水平过高、胰岛素抵抗和糖尿病等。显然，相扑力士的体能训练和低糖饮食是内脏脂肪少的关键。

那么，剧烈运动是如何防止相扑力士出现肥胖症的相关症状的呢？美国得克萨斯大学的菲尔·谢勒发现这与脂肪有关。

脂肪不断发出指示

20世纪90年代早期，当杰弗里·弗里德曼专注于瘦素研究（见第2章）时，菲尔·谢勒正在努力寻找脂肪是如何合成并分泌这些蛋白质的。谢勒在瑞士巴塞尔大学获得生物学博士学位，1992年到麻省理工学院工作。谢勒带着轻微的瑞士口音说："我开始研究胰岛素对脂肪的影响。这在麻省理工学院是个热门研究领域，但后来我发现当时每个人都将注意力放在胰岛素上。研究这个课题的人太多了，我觉得和同事们研究同一课题的意义不大，因此开始专注于研究脂肪细胞，研究它们会合成和分泌哪种蛋白质。这是一个全新的领域。"

此后几年，谢勒每天勤奋工作，研究脂肪合成的几十种蛋白质。最后，他发现了一种只在脂肪细胞内表达和分泌的蛋白质。开始，谢勒认为他发现的可能是科尔曼和弗里德曼一直在寻找的那种难以捉摸的血源性因子。但当谢勒仔细研究这种新发现的蛋白质时，他意识到它并不是瘦素，而是脂肪分泌的另一种激素。这是一种新的激素，谢勒将它称为脂联素，它的作用是提高人体对胰岛素应答的敏感性，引导葡萄糖和脂肪分子离开血液进入皮下脂肪，而皮下脂肪才是这些脂肪分子应该储存的位置。这就像脂肪借脂联素发出指示："脂肪分子们，你们该回家了。"脂联素的作用非常重要，过量葡萄糖和脂肪在血液中循环是人们患糖尿病和代谢性疾病的先兆。

谢勒发现，脂联素还会消除血液中的有毒物质神经酰胺，这是长期高脂饮食导致的一种副产物。糖尿病患者体内的神经酰胺水平升高，其原因与胰岛素抵抗、炎症和细胞凋亡有关。事实上，脂联素分泌障碍与2型糖尿病、肥胖引起的心脏病有关。因此，脂肪通过脂联素，和胰岛素一起净化我们的血液。

谢勒曾经做过试验，发现脂联素水平高的小鼠最后变得肥胖，但依然健康。他解释说："如果身体摄入过多脂肪和（其他）热量，最好的办法是通过运动将其消耗掉。如果我们不能做运动，次好的办法就是将其储存到脂肪组织中。如果脂肪得不到适当储存，它最后会到达肝脏或其他部位，这将对身体造成极大的危害。所以，如果我们喂养一只小鼠，让它长期过度表达脂联素，它实际上非常健康，但过于肥胖，因为它将所有多余的脂肪都存储在皮下，这比将脂肪储存在其他部位对身体的危害要小得多。"

谢勒说："脂联素水平高是很多肥胖症患者代谢功能正常的原因。并不是所有BMI超过35的人都患有2型糖尿病。这些人的体重偏重，他们甚至患有肥胖症，但没有患上2型糖尿病。这是因为他们保持较高的脂联素水平，脂肪代谢正常。如果我们的脂肪代谢正常，长胖一点也是可以的。不过老实说，最好还是不要有太多的脂肪。"

研究证明，运动可以提高脂联素水平，而剧烈运动（如每周慢跑累计32千米，或每周坚持3天甚至更多时间的高强度训练）可以有效减少腹部脂肪。研究人员认为相扑力士参加高强度训练是他们将脂肪储存在外周而不是内脏的原因。一旦相扑力士减少运动量，不健康的内脏脂肪就会迅速在他们的体内堆积。

脂肪通过分泌瘦素促使身体机能正常运转，并分泌脂联素净化血液。它在保持身体健康方面发挥着不可或缺的作用。

最后的手段

凯茜的医生给她开了二甲双胍。这是一种治疗糖尿病的常规药物，它通过降低人体内的血糖水平、提高对胰岛素的敏感性而发挥作用。不过，这种药物无法完全控制她的病情，因此她开始每天注射胰岛素，以稳定血糖水平。她还服用治疗高血压和高脂血症的其他药物。肥胖症是引发糖尿病的根源，若这个问题得不到解决，她还可能患上糖尿病的其他并发症。

凯茜无法抵制食物的诱惑。每当她节食时，脂肪似乎都能感觉到她的意图，强迫她的脑部发出进食指令。她多次节食的努力都以失败告终，最终她还是恢复了原来的饮食习惯。

2010年，凯茜遇到卡伊·尼西博士，他当时是美国洛杉矶雪松西奈中心减肥外科的主任助理。作为一名年轻的医生，他热心帮助人们减肥，重新主宰自己的命运。卡伊·尼西博士最初的职务是急诊室外科医生，但他很快就将兴趣转移到减肥外科上。他说："急诊室经常接收因车祸或者枪击受伤的患者，他们的心情总是很压抑。因此，即使医生给他们做手术挽救了生命，也不能让他们快乐起来。但减肥外科不同，我会跟踪这些患者半年或一年，其间他们会激动地向我讲述瘦身成功对生活的改善。有人告诉我：'我有几个很小的孩子，因为我太胖了，从来不敢带他们去迪士尼乐园，出门坐车实在不方便。'很多人告诉我他们坐飞机也不方便，因为他们太胖了，无法坐进飞机座位。"

正常人可能无法完全理解肥胖症患者都经历了什么。当一个像卡伊·尼西这样的医生帮助他们卸下身上的沉重包袱时，他们会感到生命重新焕发生机。卡伊·尼西博士每天乐见自己的事业成果。他说："我知道减肥外科很适合我，因为我的工作对人们的生活产生了巨大影响。"

当凯茜躺在手术台上等待卡伊·尼西博士时，她最后一次问自己："我是否真的需要做这个手术？我真的没有别的减肥方法了吗？"遗憾的是她的回答是肯定的。凯茜认识到无论自己在事业上取得多大成就，减肥对她来说都是个难以攻克的难题。长期以来，她养成了很多根深蒂固的坏习惯，它们不是一朝一夕可以改过来的。无论付出多少努力，她都无法将体重减到应有的水平。

卡伊·尼西博士终于到了，但麻醉师还没有来。在凯茜还清醒时，卡伊·尼西博士安抚她，让她放心。随后，他给她施行了减肥外科手术，以防止她将来饮食过量。这是个胃容量缩小手术，需要将缩小的胃与肠道的下段重新连接好。由于消化道缩短，身体只能吸收较少的热量。每年有成千上万名患者接受这种手术治疗。

凯茜在手术后恢复了两周，随后她感觉食欲大减。每顿饭她很快就吃饱了，食量也小了很多。手术后6个月，她减重27千克，一年后又减重13.5千克。她开始定期参加运动并精心选择食物。她认为减肥外科手术为减肥提供了一种方法。凯茜也承认："减肥手术不是法术，只要一不留神，你就有可能增加体重。事实是你在做完手术一段时间之后可能吃得更多。食物的味道真的很好，当然我得注意饮食不能过量，还要多做运动。"

凯茜现在严格管理自己的体重，她每天抽时间运动，并注意摄入的食物种类。她说："手术后，我没有喝过一杯可乐，而过去常常喝可乐。我也没有再吃糖果，这对我来说是件大事。"严格控制食物意味着即使有人送来诱人的食物，比如妹妹带给她的肉桂太妃糖，她也要放弃。她必须告诫自己肉桂太妃糖会"杀"了她，虽然拒绝起来有点难，尤其是对亲人送的礼物来说。凯茜说："我对人们的建议是，只有你下决心改变生活的时候，手术才能真正起作用。而你必须选择健康的生活方式，包括注意饮食和多做运动。"

卡伊·尼西博士很清楚任何减肥计划（包括减肥手术等）都必须配合健康的生活方式。做过很多同类手术的经历让他认识到，如果患者不注意每天摄入的热量和保持健康的生活方式，他的体重还是会反弹。卡伊·尼西博士为患者提供每周减肥计划，包括聘请一位厨师向他们讲授健康且有营养的食物的烹饪方法，还有一位治疗师矫正他们的行为方式。他说："如果一些人做完手术后再也不来复诊，不和医生一起跟进减肥进展，他们的失败率就会高一些。我们每周都会和患者见面……这是最好的方式，可以让患者参与进来，确保患者持续减轻体重。我们的经验是要让患者不断地参与到减肥项目中来，不然他们很可能失败。"

塔夫茨大学的迈克尔·丹辛格博士也经营着一家减肥诊所，他坚持长期为患者复诊。他说："（减肥计划的）最大不同之处在于人们是否来复诊。在减肥的开始阶段，我们要求患者每周来检查。我们为他们量体重，做各种检查，并查看他们的饮食清单。如果患者敬重你，他们感到自己的所作所为应对你负责，这会对减肥产生影响。这是一个巨大的动力，不然他们的体重很快就会反弹。"

定期复诊的好处是可以大大提高减肥的成功率。乌萨马·哈姆迪博士是位于波士顿的乔斯琳糖尿病中心的医学主任。他解释说："在我们的项目中可以看到，患者只要减少7%的体重，其胰岛素敏感性就可提高57%。这一效果与同时服用两种最大剂量的糖尿病药物的效果一致。同时，体重减少7%还可以显著改善血管内皮功能。"血管内皮功能是否正常与血管健康息息相关，改善血管内皮功能还可以预防高血压、糖尿病、心脏病和中风等疾病。哈姆迪博士让患者每周前来复诊，并提供相应的饮食和运动建议。他说："我们帮助许多患者减轻了对药物的依赖，很多患者减掉了50%～60%的药物，还有14%的患者完全不需要服药了。"

凯茜·莫于2009年接受减肥外科手术后一直参与卡伊·尼西医生的减肥计划，她的努力得到了回报。做完减肥手术一个月后，她不再需要服用二甲双胍和其他糖尿病药物，也不再需要注射胰岛素。她的病情得到控制，胰岛素敏感性也提高了。手术后3个月，她还在服用降压药，直到有一天她在乘电梯时感到头晕。医生给她做了相关检测后说，她的血压已经恢复正常，降压药使她的血压过低而导致头晕。凯茜已经不再需要服用降压药和降胆固醇药了，这是一个天大的好消息。

除了身体恢复健康以外，她还得到了一些其他好处。凯茜说："我的丈夫以前对我说，如果我不是这么胖的话，可以对工作更有热情。他说得对。我做完手术后最明显的变化是，坐飞机时不需要再向乘务员要安全带延长带了。每次向乘务员要安全带延长带都会遇到麻烦，这让我感到很尴尬。不再需要安全带延长带，这是我减肥的主要动力。"

卡伊·尼西博士每周继续与他的患者见面，有时甚至安排在办公室以外的地方见面。他说："每个周六，我们会在当地公园里见面，一起运动。我们在公园中的小道上散步，他们会向我提问，这些都不需要付费。"这与卡伊·尼西博士在医院中工作的情况非常不同。"在医院中，当我想到一个主意后，他们会说：'你疯了吗？做这件事谁来付钱啊？'""我努力帮助患者，这正是我在做的。我和妻子、女儿一起去公园，还会带上我养的狗。我让患者也把家人一起带来。我们一起出门，一起在公园里散步。患者的人数不定，有时有20多人，有时有50多人，这真是盛大的聚会。患者喜欢这种聚会，因为他们喜欢和我在一起。他们可以向我咨询各种医疗问题，既不需要去诊所，也不需要付费。"卡伊·尼西博士保证他每周都会参加这种聚会，凯茜也是如此。

第 5 章
坚守阵地的脂肪

CHAPTER 5 ————————————————————————

"这个医生啥也不懂！"

桑德拉的身体瘦削，但她的个性很强，黑色的眼睛闪烁着坚定的光芒。她有主见，敢于对抗自己认为不对的事情。她凭借坚韧不拔的毅力保护着8岁的儿子。她的儿子兰德尔曾是个体重正常的健康孩子，两三岁的时候与别的孩子没有什么不同。但当他快到上学年龄的时候，体重迅速增加。开始的时候，体重还是稳定地增加，后来增加得越来越快。桑德拉觉得无法理解，兰德尔吃的并不比其他孩子吃的多多少。兰德尔在上三年级的时候长得太胖了，玩伴对他已经没有那么友好了。

起初，桑德拉试图控制兰德尔的体重。这条路行不通后，她开始寻求医生的帮助。一个又一个专家给了她相同的建议：兰德尔的问题在于自身，他一定饮食过量，运动不够，要不然怎么可能这么胖呢？但桑德拉认为儿子一定出了什么问题。兰德尔不只是重了几千克这么简单，他的体内有大量脂肪。她一定要找专家解决这个问题。

那段时间，桑德拉很沮丧。20世纪70年代，人们还没有真正的肥胖症治疗方法，认为肥胖就是自己的过错，如果减肥不成功，只能承认自己不够努力。当时，人们对体重和新陈代谢的认识还不够深入，那时人们提倡的高碳水化合物低脂饮食并不是对所有减肥人士都适用。

正当桑德拉开始对寻找答案感到厌倦时，她听说波士顿麻省总医院的一位专家对儿童肥胖症很有研究。鲁德·利贝尔不仅是一位儿科医生，还是内分泌和新陈代谢方面的专家。桑德拉认为利贝尔可能为兰德尔提供帮助，这也许是她最后的机会了。

利贝尔是由于一个偶然的原因才进入儿童肥胖症研究领域的。他在科尔盖特大学主修医学预科和文学，后来就读于阿尔伯特·爱因斯坦医学院，在那里他偶然了解到脑部可以调节食物摄入量。他回忆说："我过去常常读一些生理学和神经生理学著作。这些知识属于课外内容，我不要求自己都理解。"他当时没有想到，正是这些课外阅读的内容成为他的未来事业的基础。1967年，他获得医学博士学位，并参加了麻省总医院儿童内分泌科的医学培训。

利贝尔回忆起麻省总医院的科室主任时说："（他）让我亲眼见到第一只ob鼠，告诉我这只小鼠如此肥胖的原因还是个谜。"利贝尔当年就喜欢学习与能量代谢相关的课外知识，这只小鼠的代谢问题让他特别感兴趣。

由于利贝尔在麻省总医院时的表现优异，他还在哈佛大学医学院任教。在那里，一位四年级的医学生让他指导一篇有关体重调节的论文。他说："我下定了决心，这是我感兴趣的领域。消息传出后，人们开始来找我看病，因为没有人真正了解如何治疗肥胖症患儿。每个人都认为他们可能存在严重的内分泌功能障碍，如甲状腺功能减退或糖皮质激素分泌过多。当然，绝大部分孩子没有这些问题。我开始给很多肥胖的孩子看病。"

1977年的一个寒冷的夜晚，桑德拉把兰德尔从家里带出来，他们穿过波士顿来到麻省总医院，希望鲁德·利贝尔能针对兰德尔的问题给他们一个建议。她等待利贝尔给儿子做检查，希望他能发现兰德尔患上肥胖症的原因。利贝尔查看了兰德尔的病历。肥胖症患儿通常每个月都会去检测是否患上甲状腺功能减退症和库欣病，库欣病患者会分泌过量的糖皮质激素。利贝尔说："这个男孩显然没有患上这两种疾病。我并不清楚他过于肥胖的原因，其他人也不清楚。"利贝尔了解到兰德尔的食量并不算大，也不是整天坐着不运动，似乎没有什么因素会导致他如此肥胖。利贝尔回忆说："我无法确定这个孩子患上肥胖症的原因，但我认为这应该不是他的错。我只是不知道问题出在哪儿。"

在沉默了一会儿之后，他转向桑德拉说："这是个谜。"他停顿了一下，随后为了打破尴尬的沉默，他让桑德拉注意兰德尔的饮食状况，确保他有足够的运动量，并强调营养的重要性。

利贝尔已经尽力了，他以为这位母亲会客气地记下他的医学建议。桑德拉却气愤地抓住儿子说："兰德尔，我们走，这个医生啥也不懂！"

利贝尔清楚地记得自己的情绪在那一刻的剧烈波动。他愣住了，然后感觉受到了侮辱。当桑德拉怒气冲冲地拉着兰德尔走出他的办公室时，他的表情很尴尬。当仔细回想这段经历时，他意识到桑德拉是对的。他说："兰德尔的妈妈说的话确实概括了我对这种'肥胖'的理解，但我并不觉得这是我的过失，因为别的医生也和我一样不清楚。"那时确实没有人真正理解肥胖，但对利贝尔来说，这无疑具有重要的意义。他说："我还没有针对这个课题做过相关试验，决定去参加实验室培训。我下定决心，回到学校去真正做些基础研究。"

在这次不顺利的门诊经历之后，利贝尔开始研究肥胖症的发病机制。他的研究成果完全颠覆了我们对脂肪的认知，推翻了人们过去认为肥胖仅仅是由暴饮暴食造成的这一陈旧观念。

不过，这需要时间。

鲁德·利贝尔清楚地知道他的研究应该从哪里着手。几年前，在一次儿科会议上，他遇到了尤勒斯·希尔施教授，后者是纽约洛克菲勒大学肥胖症研究室主任。该研究室是世界一流的肥胖症研究中心之一，希尔施是一位老科学家，当时他正在研究脂肪细胞在人们减肥后的变化。希尔施注意到利贝尔对肥胖症的浓厚兴趣。当这位来自波士顿的医生提出转向做基础研究时，这位老教授向他伸出了橄榄枝，邀请他加入洛克菲勒大学的研究团队。

洛克菲勒大学是一所世界著名的大学，在其中谋得一个职位对任何一位科学家来说都是了不起的成就。这里的许多研究人员长期从事科研工作，他们通常都是顺利过渡到实验室工作的。但对利贝尔来说，转向做基础研究并不容易。作为一名麻省总医院的医生和哈佛大学医学院的教师，他拥有很高的年薪，一家人住在布鲁克莱恩的繁华地段的一幢维多利亚风格的房子里，生活舒适。如果他转向做基础研究，则意味着薪水会少一大半。他可能要让妻子和两个孩子搬离那幢漂亮的房子，卖掉大部分家当，搬入洛克菲勒大学110平方米的教职工宿舍。利贝尔说："我从波士顿转入洛克菲勒大学，本质上是去那里做博士后研究工作。这在职业生涯中是一个退步，但我这样做是为了能进入实验室，有时间训练自己做好基础研究。"幸运的是，利贝尔的妻子支持他的决定。她说："如果你觉得有必要，我就支持你做。""她从来没有抱怨过，也没有指责过我。她对我的举动非常支持。"利贝尔说。

1978年，利贝尔和其他科学家加入洛克菲勒大学的研究团队是他们非凡的职业生涯的第一步，尽管当时他们自己都没有意识到这一点。给兰德尔看病的经历一直激励着利贝尔，他着手用分子生物学方法研究肥胖症，探究脂肪代谢的副产物是如何影响饥饿感和调节体重的。他研究了肥胖症的遗传因素和激素分泌，观察到有些激素（如肾上腺素等）可以促进脂肪的分解，而另一类激素（如胰岛素等）则会抑制脂肪的分解。他还对ob基因及其对脂肪的作用进行了研究。

随着研究的深入，越来越多的发现让利贝尔开始注意到一些不寻常的事情。脂肪似乎有一种神奇的、不为人知的能力来控制自己的命运。这一隐藏得很深的特性在1983年被初步发现。利贝尔注意到，当肥胖症患者与脂肪做斗争时，脂肪拥有好几种反击的武器。

利贝尔和希尔施查看了1965年至1979年因肥胖症到洛克菲勒大学肥胖症研究室就诊的患者的病历。他们从这些患者的数据中挑选了26位平均减重52千克的患者，对他们减肥前后的进食量进行对比。尽管他们减重的效果非常显著，但这些患者依然属于超重人群，被称为"肥胖减轻患者"。这些患者的体重减轻后，他们摄入的热量比减肥前减少了28%，这听起来似乎很好理解——当体重减轻时，他们需要的热量较少。研究人员将这些肥胖减轻患者与从未肥胖的受试者（对照组）的进食量进行比较后发现，他们所摄入的热量略少于后者的，但他们的体重仍比后者的体重重60%。这是一个有趣的发现。这些肥胖减轻患者体内剩余的脂肪怎么可以在他们摄入比减肥前更少的热量的情况下继续存在，看起来脂肪似乎有另一种生存手段。

这一疑团让利贝尔着迷不已。肥胖人士明显比体重正常的人吃得少，为什么还能在体内保有这些多余的脂肪呢？1985年，他与迈克尔·罗森鲍姆博士组建了研究团队。罗森鲍姆在邻近的纽约长老医院完成了儿童内分泌科的博士后研究工作。他与利贝尔一样热爱文学，他们在一起时既讨论埃米莉·狄更生[1]的诗作，也讨论肥胖症的病因，共同的爱好使他们结下了深厚的友谊。罗森鲍姆的身高近1.9米，他留着一头长长的卷发。他回忆说："鲁德和尤勒斯身上都具有伟大科学家兼教授的气质。他们能清晰明了地描述自己的研究项目，同时用他们的兴奋和热情感染你，让你情不自禁地参加这个研究项目。"罗森鲍姆于1988年进入洛克菲勒大学，与利贝尔一起研究肥胖人士与清瘦人士的代谢差异。他们一起见证了肥胖症的一些最重要的发现。

利贝尔和罗森鲍姆通过广告招募到一批受试者。受试者的体重必须达到历史最

---

[1] 埃米莉·狄更生是美国的传奇女诗人。——译注

高值，并至少已保持6个月。在试验期间，受试者要同意减掉10%的体重，研究人员会检查他们在减肥期间的身体反应。同时，他们还招募了一批清瘦人士，他们和肥胖人士做同样的事情。所有受试者都要在医院里住上至少半年，严格控制饮食和运动量。这是一个巨大的挑战，但很多人愿意为减肥做出牺牲。在整个研究阶段，报名参与者共计150余名。

受试者每天只允许吃流食，即几份经过精心调配的奶昔。这些奶昔含有一定比例的碳水化合物、脂肪和蛋白质。这些食物一点都不可口，但受试者都积极配合。经过一段时间的测试，等体重稳定下来后，他们每天摄入的热量减少到3300千焦，并维持到体重减轻10%。这通常需要35~60天的时间。在研究中，受试者还要进行体育锻炼，保持一定的运动量。整个过程很艰苦，因为他们要忍受饥饿以及单调的饮食和作息方式，不过这确实能减肥。

当受试者的体重减至目标体重并稳定下来后，利贝尔和罗森鲍姆开始检测他们的代谢指标。他们发现在体重减轻10%后，为了维持这一较低的体重水平，清瘦组和肥胖组的受试者与其他不需要减肥的同一体重水平的人相比，热量摄入要少22%。这意味着对大多数仅仅减重10%的人来说，与其他没有经历过减肥的同一体重水平的人相比，为了保持体重不反弹，他们就要每天少摄入1000~1700千焦热量。因此，体重增加后再减肥时，身体将被处以热量"罚款"。

脂肪如何在人体摄入更少能量的情况下维持正常运转呢？为了理解这一点，人们对减肥后体内能量消耗的变化进行了研究。通过复杂的计算，研究团队将人体内总能量消耗分成静息状态下的能量消耗和活动状态下（如运动过程中）的能量消耗两部分。

利贝尔和罗森鲍姆注意到，受试者在减重10%后，静息能量消耗大约减少了15%，而在运动过程中能量消耗减少得更多，减少幅度达到25%。因此，一旦我们的体重减轻，身体就会变得更高效，静息时储存的能量比原来的更多，在运动中这一点表现得更为明显。换句话说，对于一个经历过减肥的人与一个体重相同而未经历过减肥的人来说，消耗同样的热量，前者需要跑8000米，而后者只需要跑6400米。如果一个减肥成功的人将体重减至新低，然后他与未经历减肥的同等体重的人保持同样的进食量和运动量，那么这个经历过减肥的人会增重，而另一个人则不会。这是不公平的。肥胖人士不但减肥辛苦，而且减肥后要比未减肥的人付出更多努力才能保持体重，稍有不慎，体重就会反弹。因此，即使体重短暂增加也可能产生终身的影响。

对于同样的体脂率和体重，为了维持当前的体重水平，为什么经历过减肥的人与没经历过减肥的人摄入的热量不同呢？利贝尔和罗森鲍姆猜测这可能与激素有关。为了证实这个猜测，他们抽取了受试者在减肥前后的血液，发现减肥后瘦素水平明显下降。这并不令人惊讶，因为瘦素由脂肪分泌，而受试者减肥后的脂肪减少了。但除了瘦素水平下降之外，甲状腺激素水平也显著下降。甲状腺分泌的激素用于调节人体的新陈代谢，当甲状腺激素水平下降时，新陈代谢率也下降。研究人员还检测了受试者的肾上腺素和去甲肾上腺素水平，这两种激素会提高新陈代谢率。当受试者体重减轻时，这些激素的水平下降，从而降低新陈代谢率。减肥后各个器官协同作用，通过减少能量消耗恢复到原来的体重，即身体熟悉并已经适应的体重。

利贝尔解释说："任何人通过控制饮食或其他手段达到减肥目的后，都容易精准地反弹到原来的体重。人们的体重一般会准确地反弹至他们减肥前的那个数字，既不高也不低，就好像身体在某种程度上能感知脂肪的正常数量应该是多少。"

激素水平降低可以解释新陈代谢率降低以及减肥后能量消耗减少的原因，但仍然还有未解开的谜团。为什么减肥会影响这些激素的分泌并改变新陈代谢呢？很多研究人员试图找到这个问题的答案，他们要确认的是脂肪可能通过其分泌的瘦素改变激素和神经系统的活性。瘦素进入循环系统，最终会到达脑部和各个内分泌腺体。它主要促进甲状腺激素、去甲肾上腺素和肾上腺素的分泌，这几种激素都会提高新陈代谢率。若瘦素保持正常水平，则这些激素维持正常水平，从而使新陈代谢率也保持在正常水平。然而，当我们的体重减轻时，瘦素水平会下降，这些激素的分泌量随之减少，新陈代谢率也相应降低。

此外，当瘦素分泌量减少时，骨骼肌变得更高效，能量消耗也减少。这是由若干因素共同作用的结果，其中包括甲状腺激素分泌量减少。而这一效应将再次降低新陈代谢率，抵消运动产生的能量消耗。无论是通过节食还是通过运动，减肥时都会出现新陈代谢率降低的现象。因此，通过瘦素的调节，脂肪可以产生强大的影响力，还可以通过减少能量消耗掌握自己的命运。

罗森鲍姆说："人们有一种偏见，认为天生苗条的人远离肥胖仅仅是因为他们的新陈代谢率高，而肥胖人士无法长期保持减肥效果是由于他们懒惰、贪吃。但脂肪的存在与很多因素有关，理想情况是人们在变胖前就进行干预。"

利贝尔和罗森鲍姆发现了减肥期间和减肥后新陈代谢率降低的原因。脂肪量减少，瘦素水平降低是主要原因，但仍有很多未解之谜等待人们去解开。如果减肥后能量消耗减少，那么人们的食欲应该减弱，是这样吗？

遗憾的是，答案是否定的。那些肥胖减轻患者对食物的渴望从来没有这么强烈过。利贝尔和罗森鲍姆邀请哥伦比亚大学影像和认知科学项目主管乔伊·赫希参与研究。赫希是功能性磁共振成像领域的专家，这种技术可以监测人们做各种事情时的脑部活动。在肥胖减轻患者面对食物照片时，他们利用功能性磁共振成像技术检测这些人的脑部活动，结果发现减重10%的人对食物的暗示反应比未减重的人的更大。当前者看到食物图片时，利贝尔等从图像中可以看到他们的脑部与感知和情绪有关的区域被照亮，照亮的面积远大于没有减肥的人的。同时，脑部控制进食量的区域的反应显著减弱。因此，减肥使我们对食物更敏感，又会削弱摄入食物时的自控力，二者结合，形成绝杀。

功能性磁共振成像技术的检测结果在现实生活中也得到了证实。当肥胖减轻患者坐下来进食时，与减肥前相比，他们在饭前的饥饿感更强，饭后的满足感不足。即使他们摄入与减肥前相同的食物甚至更多，这些感觉也依然存在。

利贝尔说："我们跟踪了这些减肥人士五六年的时间，他们的能量消耗水平还是与以前一样低，而食欲增强了。我们认为这种现象永远不会消失。"对节食者来说，这是不好的消息，也提醒我们在第一时间防止过量脂肪出现有多么重要。

在与兰德尔和他的母亲会面多年以后，鲁德·利贝尔发现了这个男孩肥胖的若干可能原因。通过脂肪最强大的信使——瘦素，脂肪可以调节食欲，使肌肉消耗的能量减少，改变交感神经系统，控制其他各种激素（如甲状腺激素、肾上腺素和去甲肾上腺素等）的分泌。最让人无法理解的是，脂肪竟然还可以影响我们的思维，使我们面对食物时更敏感，削弱进食时的自控力，对自己的食量产生误判。原来，脂肪拥有控制意识的能力！

尽管利贝尔再也没有机会跟进兰德尔的病情，但给这位小患者看病是他的职业生涯的转折点。这段经历向利贝尔提出了一个尖锐的问题，要让他用毕生的精力来解答。利贝尔因此受益，肥胖研究领域也得到长足发展。

利贝尔最近的多项研究表明，减肥后身体的协调应答使体重反弹的状况可以通过瘦素治疗得到缓解。对于患者减肥后出现的瘦素缺乏，他采用了第2章提到的莱拉·马利克的治疗方法。注射瘦素对那些激素水平正常的人没有效果，但对于瘦素水平异常低下（无论是减肥还是基因缺陷导致的）的人，这种治疗都是有效的。利贝尔在早期试验阶段已经看到了显著疗效。当受试者减重10%后，如果每天注射瘦素，他们会更好地控制进食量，改善新陈代谢，也更容易保持已减轻的体重。这种瘦素治疗方法目前还处于试验阶段，不适合广泛使用，但利贝尔也在寻找其他方法。他说，希望能找到治疗兰德尔的方法。

来自墨尔本的确认

利贝尔和罗森鲍姆对脂肪的研究起到了重要的推动作用，揭示了脂肪对人体的巨大影响。在1万千米以外的澳大利亚墨尔本，约瑟夫·普罗耶托博士也在研究脂肪持续生存的能力。普罗耶托是一名内分泌专家，几十年来一直在研究和治疗存在体重问题的患者。他在墨尔本的奥斯汀医院创建了肥胖症专科，多年来不断见到患者减肥后体重反弹，这一恶性循环给患者的身体和精神造成了伤害，使他们受尽折磨。普罗耶托说："你根本不知道治疗肥胖症让人多么沮丧。所有来就诊的肥胖症患者都满怀激情地来减肥，他们充满信心，认为自己能成功减肥，但他们的体重渐渐地反弹到减肥前的水平。我开始以为这些人比较软弱，但原因应该不是这个。"挫折让普罗耶托尝试检测减肥人士体内多余激素的应答状况，希望帮助他们保持好不容易减下来的体重。

2009年，普罗耶托召集了50位肥胖症患者参与研究。他的本意是按照利贝尔和罗森鲍姆的试验方法，让这些患者减重10%，然后检测他们的激素水平的变化。不同的是，普罗耶托还检测了这些患者下腹部分泌的激素，包括刺激食欲的胃促生长素、多肽YY、胰高血糖素样肽-1和胆囊收缩素。这些激素都参与抑制饥饿感和控制进食。

普罗耶托试验中的受试者每天只摄入极少的热量，以奥普蒂法斯特代餐奶昔和淀粉含量低的蔬菜为食。他们每天只摄入2000～2300千焦热量，持续8周。在第九周到第十周，当受试者的体重减轻10%后，逐渐让他们摄入普通食物。在接下来的一年里，有营养师给他们提供咨询服务，并制订饮食和运动计划，以保护他们来之不易的减肥成果。普罗耶托建议他们食用低血糖指数（血糖指数反映了某种食物对餐后血糖水平的影响，最小值为1，最大值为100）的碳水化合物（如蔬菜和全谷物食品等），同时减少脂肪摄入量，每天做30分钟的运动。受试者每两个月接受一次面对面的咨询或更频繁的电话咨询，持续一年时间。

大多数受试者减肥前的体重超过90千克，他们在10周内平均减掉约13.5千克体重。长时间吃代餐奶昔对受试者来说是很大的考验，但他们对减肥寄予厚望，相信自己能变得更瘦。然而仅仅几个月以后，他们的体重就开始反弹了。在减肥一年以后，受试者的体重反弹了30%～40%。这一现象非常普遍，你可以在全世界的减肥人士的身上看到。

在试验过程中，普罗耶托和他的团队成员一直在抽取受试者的血液样本，监测随他们的体重变化而变化的激素水平。研究人员将这些受试者在减肥前的基本身体数据、食欲状况和激素水平记录在案，作为他们的基准数据；然后让他们减肥10周，在他们刚刚结束节食时再记录一次；最后在减肥一年以后再记录一次。

普罗耶托将受试者不同时期的体重变化与他们的激素水平关联起来，有些现象引起了他的注意，促使他思考。他发现受试者的激素水平似乎被永久改变了，在节食成功后体重增加变得更容易。激素分泌的程序被改写，他们减重后的饥饿感比以前更强，促使他们摄入更多食物。

瘦素是让人产生饱腹感的激素。当初期的节食结束后，瘦素水平达到历史最低值，这意味着受试者比减肥前更容易感到饥饿。减肥一年以后，他们的瘦素水平仍显著低于减肥前的水平。胃促生长素的分泌会让人感到饥饿，减肥后这一激素水平大约上升了20%。多肽YY的作用是抑制饥饿感，其水平比节食前显著降低。胰高血糖素样肽-1和胆囊收缩素水平也发生了变化，使受试者比以前更容易感到饥饿，即使他们的体重大幅反弹，这两种激素水平的变化也依然存在。

普罗耶托发现了下面这些令人沮丧的事实：多种激素的变化是协同作用的，它们使受试者成功减肥后的食欲比减肥前更加旺盛，促使他们的体重反弹。他说："存在一个多器官多组织参与的联合防御机制，它的作用导致我们的体重不断增加，这就是我们用各种手段奋力减肥而最终还是失败的原因。"

普罗耶托的试验数据为利贝尔的研究提供了佐证，显示脂肪具有反抗特性。激素、神经系统与人体的其他部分协同作用，共同维持体重水平。减肥后保持体重是一项相当艰巨的任务。

脂肪生成血管的机制

鲁德·利贝尔、迈克尔·罗森鲍姆和约瑟夫·普罗耶托发现脂肪可以用多种方式保护自己。脂肪可以通过调节瘦素的分泌提高或降低某些激素的水平，影响骨骼肌和神经系统，刺激脑部产生食欲。这些方面协同作用，减少体内能量消耗，大幅增加食物摄入量。其他研究人员还发现了一个奇怪的现象：为了促进自身生长，脂肪看起来还可以建立自己的血液供应系统。

第3章提到的血管生成概念是指新血管的形成，它最初是由哈佛大学的朱达·福尔克曼教授提出的。他的研究表明肿瘤将信号传递给附近的血管，促使其生长和扩散，使静脉生成新的管状结构，并沿着肿瘤生长的方向生长。这些新生成的管状结构给肿瘤提供生长所需的营养物质。这一发现启发研究人员开发出了一批阻断血管生成的特效药，通过抑制肿瘤的生长，最终延长了许多癌症患者的寿命。

最近，研究人员发现脂肪组织也与肿瘤一样有类似的血管生成机制。过量进食后，脂肪组织增大，它会向周围的血管释放化学信号，这一信号与肿瘤释放的信号相同，促使这些血管向脂肪生长的方向生长。这会形成新的血液供应通道，向脂肪输送营养物质和氧气，最终生成新的脂肪细胞。这些新形成的血管还会建立通道，将血液中的甘油三酯存入脂肪组织。事实是脂肪可以再生成脂肪。

密西西比大学医学中心癌症研究所的顾建伟博士（音译）测试了一种用来治疗癌症的抗血管生成药物，观察其可否用来抑制脂肪生长时血管的生成。顾建伟和他的团队成员将一种抗血管生成药物用在患肥胖症的小鼠身上，它们减掉了多达70%的脂肪。它们的瘦体重一直没有太大的变化。顾建伟说："这可能是治疗肥胖症的一种很好的方法，至少目前来看是这样的。"当然，使用抗癌药物治疗肥胖症的效果和副作用还有待评估，但顾建伟的研究显示脂肪的血管生成机制可以发挥很大的作用。

吸脂术的故事

吸脂术过去被认为是一种万无一失的有效减肥方法。如果你尝试减肥而没有成功，或者身上某一部分的脂肪非常顽固，你会考虑接受吸脂术治疗，再也不用为脂肪担心。是这样吗？错！

最新的研究表明，患者接受吸脂术治疗后，脂肪会恢复生长，但并不一定长在原来的位置。科罗拉多大学的泰里·埃尔南德斯和罗伯特·埃克两位博士召集了32名女性受试者，研究吸脂术治疗的效果。他们将这些女性分成两组，一组接受臀部、大腿和下腹部皮下脂肪的吸脂术治疗，另一组则不接受任何治疗。两组受试者都同意在接受测试的一年内不改变生活方式。

6周后，接受吸脂术治疗的试验组受试者的总体脂率只下降了约2%，与对照组相比只有较小的差异。6个月后，差异减小。一年后，两组受试者的体脂率已经没有明显差异。接受吸脂术治疗的试验组受试者在没有改变生活方式的情况下，总体脂率反弹到手术前的水平。不过，脂肪并不是恢复到原来的位置，它们的位置改变了，出现在了内脏附近。接受吸脂术治疗的女性最后会像手术前一样胖，而且手术后重新出现的脂肪更不利于身体健康。

即使我们采用可以想象到的最具侵入性的方法控制体脂，即通过外科手术去除脂肪组织，脂肪也能另辟蹊径，以更危险的方式反击我们，重新在我们的体内出现。面对这一现象，人类应该如何应对呢？

巴西圣保罗大学的法比亚纳·贝纳蒂和安东尼奥·兰查两位博士观察了接受吸

脂术治疗的女性在手术后的运动效果。他们为36位女性施行吸脂术，吸除其下腹部的皮下脂肪。他们将这些女性分成两组，一组仍按照以前的生活方式生活，另一组执行每周运动三次的健身计划，每次运动包括5分钟热身、30分钟力量训练以及在跑步机上进行的30~40分钟有氧运动。这一计划要求坚持4个月。

试验结果非常有趣，两组受试者腹部的皮下脂肪都消失了，但不运动的那组受试者的脂肪在6个月内出现在了内脏区域（胃壁下），这与科罗拉多大学的试验结果相同。此外，这组受试者的新陈代谢率下降，能量消耗水平降低。正如利贝尔和罗森鲍姆所述，即使采用手术方法去除脂肪，通过降低能量消耗，脂肪也能重新在体内出现。

6个月后，执行健身计划的那组受试者腹部的皮下脂肪没有重新出现，但她们的能量消耗水平没有变化。她们的瘦体重增加，这大概是她们的能量消耗水平保持稳定的原因，因为瘦组织（无脂肪组织）的静息代谢率比脂肪组织的更高。

两组受试者的区别与食物摄入量无关，因为手术前后她们的饮食习惯都没有改变。显然，两组受试者的区别仅仅与运动有关，健身组受试者的减肥效果因运动而得以保持。这引出一个问题：如果受试者在手术前就开始运动，她们是不是就根本不需要做这种手术？

被脂肪打败了吗

拥有强大的生存技能，可以调控脑部、改写程序，难道这是电影《谍影重重》中的主角杰森·伯恩？不，它就是你体内的脂肪。脂肪具有惊人的生存能力。如果世界上有一支军队具有如此手段，它将拥有可怕的力量。脂肪也是如此，任何尝试减肥的人都知道这到底有多难。一旦与脂肪开战，我们也许就要战斗一辈子。

脂肪也不是不可战胜的，但我们需要付出巨大的努力，其中最大的挑战是不断遇到挫折。缺乏满足感是脂肪反弹的原因，从而使人们最终放弃减肥。

对付狡猾的脂肪有几种方法，其中之一是减缓饥饿感，保持充足的睡眠。睡眠不足与瘦素水平低、胃促生长素水平高有关，二者共同作用会使饥饿感增强，饱腹感减弱，并导致肥胖。研究表明，每天7小时左右的睡眠可平衡全天的体内激素，提高瘦素水平，降低胃促生长素水平。

经过一晚高质量的睡眠后，吃一份多叶蔬菜沙拉，这是含有充足水分的低热量高纤维食物。高纤维食物会促进胃壁伸展，从而减少胃促生长素的分泌，减缓饥饿感。此外，研究表明食用可溶性纤维（存在于洋葱、大蒜、韭菜、香蕉、大麦、黑麦和豆科植物等中）可降低血液中的胃促生长素水平。还有研究发现在蔬菜沙拉中增加一些蛋白质和脂肪可以促使体内分泌胆囊收缩素和多肽YY，它们是由胃肠道分泌的两种增强饱腹感的激素。加强力量训练可以抑制减肥造成的肌肉有效性和新陈代谢率降低的现象，因为训练增加的肌肉会消耗更多的热量。

长期保持减肥效果的主要方法就是坚持。一旦体重增加，就必须将其降下来，为此付出的努力要大于那些之前没有减过肥的人。脂肪既狡猾又聪明，我们不能轻易放弃。对付它，你必须具有同样的品质。只有给自己一个正确的减肥理由才能长期坚持减肥（参见本书第10章），毕竟杰森·伯恩有时也会失败。

第2部分

不只是食物使我们发胖

第 6 章

细菌和病毒：体积微小，作用巨大

CHAPTER 6 ————————————————————————————

　　兰迪，62岁，身高1.85米。他在美国伊利诺伊州格拉斯福德的一个农场中长大。1950年，格拉斯福德是个宁静、美丽的地方，夏季酷热，秋季凉爽，冬季则寒冷刺骨，这是美国中西部地区的典型气候。兰迪生活在农场中，父母对他的要求很严格。从5岁开始，他就要在黎明起床，早餐前穿着长靴和牛仔裤给奶牛挤奶，搬运干草，打扫鸡舍。不管身体好坏，也不管刮风下雨，每天他都要做完这些农场工作，然后才能进厨房吃早餐。

　　打扫鸡舍是一项艰苦的工作，他需要进到围栏中将所有的鸡从又臭又脏的鸡舍中赶出来，再把它们赶进另一个围栏中。这个过程让人害怕，因为鸡被关了一夜之后可能很暴躁，有攻击性。兰迪11岁时，有一次一只大公鸡扑扇着翅膀在他的大腿上狠狠地啄了一口。兰迪感到皮肤一下子被刺穿，他痛苦地尖叫起来。事后，他回忆说，那种感觉就像被粗大的鱼钩刺伤一样。那只大公鸡在兰迪的大腿上啄出一个很深的伤口，血从他的大腿一直流到了脚踝。考虑到那群鸡已经在肮脏的鸡舍里待了一整晚，他赶快跑回房间清理伤口。

几天后，兰迪注意到自己的胃口好得出奇。他不时感到饥饿，整天被食物吸引，心里一直想吃东西。他开始在两顿正餐之间吃些小点心，坐下来吃晚饭时又吃得过多。兰迪以前一直很瘦，但第二年增重了4.5千克。他的父母以为这是青春期发育现象，只是他的青春期似乎来得早了一点。兰迪的家人都是清瘦的体形，他长得胖看起来有点不寻常。兰迪一向很自律，他要求自己少吃一点，改吃热量较低的食物，多做运动。长到十几岁时，他已超重13～18千克。他说："那段时间，我在农场中干的活最多，但我的体重还是增加了那么多。"

兰迪只为一些重要的事情（如参加学生会活动和毕业舞会等）成功减过肥，但他在游泳和上健身课时害怕把衬衫脱下来。他说："14岁以后，我想了很多办法，唯一的目的就是减肥。我尽一切可能抑制自己的食欲。这就是我的生活状态。"他感慨自己身体强壮，可以做任何体力活，但体形从来没有像一般男性那样呈V形。

兰迪的家人支持他控制体重。他们准备低热量食物，让他抽时间锻炼身体，对于他不想吃的东西也不强迫他吃。大学期间，他继续与体重做斗争。他说："在20岁出头的时候，我的体重在90～105千克范围内变化，这真是巨大的挑战。"兰迪一直在回想，到底是什么事情让他的体重出现如此大的变化。他以前是伙伴中最瘦的一个。他想起来，他曾被那只大公鸡啄伤。

印度鸡奇案

在印度孟买，尼基尔·杜源德哈追随他的父亲维诺德·杜源德哈的脚步为治疗肥胖症而努力。维诺德博士将治疗肥胖症视为自己的使命。维诺德有一段时间发现自己的体重超标，但通过控制饮食、打网球等，他成功地减掉了27千克，体重降为63千克。他想，如果他能成功减肥，就能帮助其他人做到这一点。因此，他开了一家诊所帮助人们治疗肥胖症。他的业务迅速扩大。尼基尔受父亲的启发，立志将来加入父亲的减肥诊所。尼基尔回忆说："小时候在饭桌旁，我经常听到有关肥胖的故事，比如肥胖症患者如何被江湖医生欺骗，他们遭受了哪些痛苦。这使我对这一行产生了兴趣。"尼基尔去医学院深造后加入了父亲的诊所，后来他又开了自己的诊所。最后，他拥有3个诊所，共接诊过1万多名患者。

尼基尔也遇到了困扰其他肥胖症专科医生的问题，他说："我无法为患者提供一种可以长期有效地维持减肥效果的方案，经过治疗的患者还会回来……正如宾夕法尼亚大学的阿尔伯特·斯图卡德所说：'大部分肥胖症患者不会坚持治疗，很多人无法减肥，那些减肥成功的人中大部分体重会反弹。'可悲的是，他说的是实情。"

很多医生可能接受了这个事实，但尼基尔不接受。他需要一个答案来满足自己的好奇心，解决患者的实际问题。他解释说，他的好奇心加上无知（或者说不会固守那些业已形成的科学观念）使他想解答别人不能解答的问题。

善于发现问题、进行质疑这个特质在他还是个孩子时就已显现。小学三年级时，尼基尔观察到一群蚂蚁可以搬走远大于自身体积的面包屑。他想了解为什么这些蚂蚁要搬走食物而不是直接吃掉它。这些蚂蚁从屋子的这一头爬到另一头，艰难地搬运食物，竟然没有一只蚂蚁停下来吃掉食物。这些蚂蚁究竟吃不吃面包屑？难道它们只是把这些面包屑从一个地方搬到另一个地方？尼基尔很想知道答案。为此，他设计了他的第一个试验：他抓了一些蚂蚁，将它们放入一个装有米粒的盒子里，然后把盒子埋起来。他准备几天之后再把盒子挖出来，看看这些蚂蚁有没有把米粒吃掉。不幸的是，这些蚂蚁后来死了，但是尼基尔的好奇心，特别是关于食物的好奇心一直没有泯灭。

身为一名肥胖症专科医生，尼基尔认为应该更深入地了解肥胖症并找到治疗方法。他决定去美国攻读营养学硕士学位。他说："如果想在肥胖症研究方面有所建树，我需要继续深造。所以，我离开诊所来到美国，仅仅用了11个月时间就获得了硕士学位, 然后回到孟买学习生物化学博士课程。同时, 我还与父母一起治疗患者, 并进行医学研究。"

尼基尔表示, 他的人生从这里开始发生了重大转变, 就像有人在冥冥之中指引他寻找肥胖问题的答案。特别值得注意的是数字3, 有3次在命运的干预下, 他改变了生活, 而在职业生涯中他又3次推翻了人们以前接受的科学观念。

第一次命运介入他的生活是他与兽医病理学家S. M. 埃辛卡亚喝茶聊天。埃辛卡亚是其父亲维诺德的朋友。埃辛卡亚提到当时印度家禽养殖业出现了一种流行病, 造成数千只鸡死亡。他已确定这种病毒并以自己名字的一部分将其命名为SMAM-1。埃辛卡亚解释说, 通过尸检, 他们发现这些鸡的胸腺萎缩, 肾脏和肝脏的体积增大, 而脂肪堆积在腹部。尼基尔认为这件事不寻常, 因为病毒一般会引起体重减轻, 而不是体重增加。埃辛卡亚正准备继续讲下去, 尼基尔打断了他: "我觉得你刚才说的事不合情理。你说鸡的腹部有很多脂肪, 可是病毒怎么可能产生脂肪呢? "

埃辛卡亚本来可以无视尼基尔的好奇心, 对于这种由病毒导致的"肥胖感染", 他本来可以简单地予以否定, 但他的思想开明。他诚实地回答道: "我不知道。"他鼓励尼基尔研究这个问题, 这次对话对尼基尔具有重要的意义。一种病毒是否可能引起肥胖? 这个问题让他走上了学术研究之路, 这也是他读博士时的研究项目的一部分。

他立即投入工作, 研究SMAM-1病毒会不会使鸡变肥。他将这一计划告诉同事时却引来一片质疑之声。尼基尔说: "当时有人问我: '你为什么要做这事? 没有人证明病毒可以导致肥胖。'这些声音快把我逼疯了。我说: '这不正是你应该做试验的原因吗? '"

尼基尔继续开展他的试验, 他选了20只健康的鸡, 让其中10只鸡感染SMAM-1病毒, 剩下的鸡未受感染。在试验中, 两组鸡吃同样的饲料。试验结束时, 只有感染SMAM-1病毒的鸡变肥了。虽然感染组中的那些鸡变肥了, 但它们的血液中的胆固醇和甘油三酯水平比未受感染的鸡的还低。尼基尔回忆说："这个现象不正常，如果你养的鸡很肥，那么它们的胆固醇和甘油三酯水平应该高才对，可实际上它们的这些指标偏低。"

为了保证试验结果正确，他重复做了这个试验。这一次，他使用了100只鸡。试验再一次证明，只有感染了SMAM-1病毒的鸡才会变肥。这激起了尼基尔的好奇心，看起来一种病毒正在引发肥胖。如果真是这样的话，那么肥胖会传染吗？他想到一种检测方法。他将3组鸡分别关在3个独立的笼子里：第一组中的鸡未受感染；第二组中的鸡感染了这种病毒；而第三组的笼子里既有受感染的鸡，也有未受感染的鸡。在3周的时间里，第三组中原来未受感染的鸡被病毒感染。与第一组未受感染的鸡相比，它们的体脂明显增多。尼基尔说："第三组中那些后来被感染的鸡身上的病毒并非来自人为干预，这是发生在同一物种间的相互感染。它们的体脂增加了一倍多，但胆固醇和甘油三酯水平降低了。"脂肪似乎确实具有传染性。

尼基尔信奉科学，理性且冷静。即使这样，他也不得不承认肥胖可以传染这个想法过于大胆。这是不是意味着某人打个喷嚏就能把肥胖传染给别人？在动物身上看起来是这样，人类也是这样吗？把病毒注射进人体是不道德的行为，但尼基尔还是有办法检测患者是否曾经接触过这种病毒。

尼基尔说："那时我还有自己的减肥诊所，给来治疗的患者进行抽血检测。我认为只用一点点血液就可以检测他们的体内是否有SMAM-1抗体，而是否存在这种抗体表明他们过去是否曾感染SMAM-1病毒。传统的观点认为人不会感染鸡身上的腺病毒[1]，但我还是决定无论如何也要做个检测。结果发现，我们测试的患者中20%的人体内的SMAM-1抗体呈阳性。与体内抗体为阴性的患者相比，阳性患者的体重

---

[1]　腺病毒是一种原发于腺样体组织的病毒，腺样体是位于鼻腔后部的一个淋巴组织。SMAM-1病毒是腺病毒的一种。

较重，BMI较高，而胆固醇和甘油三酯水平较低。这与在鸡群中测得的结果一致。"尼基尔指出，与没有感染过SMAM-1病毒的患者相比，感染过该病毒的患者的平均体重要重约15千克（即33磅）。

除了33磅与3有关之外，还有一件事与3有关。尼基尔的发现违背了3个传统的科学观点：（1）病毒不会引起体重增加；（2）体脂率高会引起血液中的胆固醇和甘油三酯水平升高；（3）人类不会感染鸡的腺病毒。他说："在那个年代，我的发现违背了太多传统的科学观念，所以我就不太在意传统的说法了。"

体重继续增加

印度的尼基尔·杜源德哈继续听从内心的召唤，探索脂肪的秘密。另一边，在美国的兰迪在为自己寻找解决肥胖问题的方法。在当了一段时间教师后，1977年兰迪回到家乡，回到他热爱的农场中生活。近30岁的兰迪的体重已经达到127千克，他说："我回到农场后开始干艰苦的体力活，工作量从来没有这么大，然而这也是我的体重最重的一段时间，我的体重在110~127千克范围内浮动。如果体重回到110千克左右，我会看起来瘦一些，但只要几周我的体重就会回到125千克以上。按道理吃一小口甜品不会毁了我，但事实是我不能吃。只要我放纵一点点，体重马上就会增加。"

那段时间，兰迪结了婚，并且有了4个孩子。在家庭晚宴和假日聚会上，他与其他人一起坐在餐桌前，试图吃得比别人少一些，然而他的体重依然猛增。将近40岁时，他已经超过136千克。"我可能几周都严格控制饮食，比周围的人吃得都少。但只要我有一顿饭没有节食，体重一下子就会反弹回来。"

显然，兰迪的脂肪增加与生理机能有关，但他觉得环境可能也有影响。他说："人们希望你和他们是一伙的，他们想要你吃的和做的都与他们一样。我试着吃一点，但我比他们更容易长胖。如果我不和他们一起吃，他们就会认为我不喜欢他们。不仅如此，大部分时间我的饥饿感比他们的强烈。对我来说，在餐桌旁与其他人一起分享食物是很不舒服的体验。我不可能像其他人那样吃还保持苗条的身材。我的身体和他们的不一样！"为了控制饮食，即便曾经成功减重，兰迪也痛苦不堪。他说："你无法体会时时处于饥饿状态是怎么一种感受。压力无时不在，请试着感受一下。很多给我提减肥建议的朋友不用体会这种痛苦。"

来到美国

尼基尔对自己的研究有把握，他认为SMAM-1病毒可能引起人类肥胖，因此他向有关杂志提交了论文，但很多编辑拒绝了他的投稿，原因仅仅是他们不相信这个结论。病毒引起肥胖听起来太不靠谱了，而且尼基尔不知道病毒引起肥胖的确切机制，他仅仅知道二者有关联。固有的观念认为病毒与肥胖没有关联，所以很多人直接否定了试验数据。多年来，尼基尔的论文一直被拒绝，直到最后才有杂志发表。

1992年，他获得孟买大学的博士学位，在印度继续治疗肥胖症，然而他的想法已经彻底改变了。现在治疗肥胖症已经不那么吸引他了，他要去研究病毒和肥胖之间的关系。他听说有一个网上数据库称为Medline（现在称为PubMed，是一个网上文献资料搜索库，很多科学家都在使用它），可以让科学家查阅同行发表的论文。然而，20世纪90年代早期印度的网络没有那么普及，尼基尔只能写信给美国国家医学图书馆，希望他们帮助查找相关论文。今天，只需要几分钟就可以完成这类搜索，但那时他不得不为此等上几周时间。

尼基尔发现其他人也在研究这类课题。刊登在1982年发行的《科学》杂志上的一篇论文提到，犬瘟热病毒会引起小鼠肥胖，另一篇论文则认为劳氏相关病毒会引起鸡肥胖。尼基尔在感到宽慰的同时开始担忧是否已经有人抢先研究他的课题了。他说："从坏处讲，已经有人发现病毒可以引起肥胖，但从好处讲，我不是那个唯一的傻瓜。不是只有我一个人在研究腺病毒，这让我欣喜若狂。"

更好的消息是，当时还没有人研究病毒能否引起人类肥胖。这个问题令人着迷，尼基尔满脑子想的都是这件事，对它充满好奇。最后，他决定放弃自己成功的医师职业，全身心地投入这个课题中来。如果想专心从事研究，就需要离开印度前往美国。

尼基尔开始给他认识的美国朋友写信和打电话，寻找合适的博士后研究工作。他说："我无法理解美国那边的回复，他们只是礼貌地表达了让我'走开'的意思。回头想想，我大概能猜到他们的意思。他们认为一个无名小辈从一个奇怪的国家写信给他们，要进入他们的实验室，用他们的经费研究他的怪异课题——病毒引起肥胖。通常人们进入实验室做博士后研究时不会研究自己的课题，而是听从导师的安排，但是我想用另一种方法。"

尼基尔寻找在美国做博士后研究的工作并不顺利，但他没有气馁。他决定换个方式试试。他说："我决定搬到美国，不放过任何一个机会。只要我在美国，至少我们就可以在同一个频道上进行沟通。在那里我可以与人接触，说服那里的人们。"

尼基尔和妻子、7岁的儿子对前途充满信心。他们将所有家当装入3个旅行箱来到美国。最后，尼基尔在北达科他州找到一份博士后研究工作，研究内容是从向日葵中提取果胶。他说："我给自己两年时间找到一个能研究病毒与肥胖症的关系的博士后职位。如果实在找不到，我就回印度继续做执业医生。"

一到美国，尼基尔就四处联系可能对这个课题感兴趣的实验室。他打了很多电话，通过朋友推介他的课题，给可能感兴趣的人士写信，一次写三四十封信，然后让妻子帮忙邮寄出去。但是，两年时间里没有一个人感兴趣。尼基尔和妻子筋疲力尽、心灰意冷，决定打道回府。他们给儿子报了印度的学校，做好回国的准备。尼基尔说："如果不能研究病毒和肥胖症的关系，我就没有必要再留在美国。"

尼基尔再一次受到命运的眷顾。美国威斯康星大学医学院的理查德·阿特金森是一位颇有声望的肥胖症专家，他阅读了尼基尔在印度时发表的论文。1982年，阿特金森读到犬瘟热病毒可以导致小鼠肥胖的论文（也就是尼基尔通过美国国家医学图书馆查到的同一篇文献），开始对病毒和肥胖症的关系感兴趣。麻疹病毒与犬瘟热病毒的结构相似，他想知道儿童麻疹患者有没有类似的肥胖症状，然而他向疾病控制中心申请基金支持时被拒绝了。

阿特金森感到失望，但依然对这一课题有着浓厚的兴趣，时刻关注新的科研进展。突然有一天尼基尔与他联系，询问是否有相关的博士后研究工作。阿特金森在学术界享有盛誉，曾担任北美肥胖症研究学会（现称为肥胖症学会）的会长，因此他经常收到同类的工作申请。阿特金森表示："通常这些博士后的研究工作都是由首席研究员指派的，但我和尼基尔谈话后发现，尽管他的论文有很多共同作者，但他在攻读博士学位期间一直在研究肥胖症。"同时，阿特金森还被尼基尔为理想所做的牺牲深深打动，他回忆说："尼基尔在印度有3个肥胖症诊所，有丰富的执业经验，然而他把这些都放弃了。他来到美国后，收入减少了95%。为了研究肥胖症，他放弃一切来美国做博士后研究。这才是真正的科学家。"

这时离尼基尔原计划回印度的时间只有几周了。阿特金森为他提供了一份在威斯康星大学麦迪逊分校做研究的工作。1994年，尼基尔搬到这里成为一名博士后。

糖尿病患者的减肥计划

1989年秋天，兰迪要申请商用机动车驾驶证，这需要体检证明。在检测尿样后，护士问他哪里不舒服。他回答道："还算正常吧。"但护士告诉他可能需要再抽血检查，因为她以为实验室工作人员将葡萄糖溶液溅到他的尿液样本上了。抽血检查结果显示兰迪的血糖水平接近正常值的5倍。实验室工作人员并没有失误，而是兰迪的血糖水平太高了。护士感到问题严重，她将这个情况通知了兰迪的医生。医生测试了他的空腹血糖水平，发现兰迪存在胰岛素抵抗，并患有严重的糖尿病。

兰迪当时已经有40岁了，体重达159千克。他的身体出现问题，他不断感到饥饿，体重持续增加。如果不尽快解决这一问题，他很快就会出现严重的糖尿病并发症，其中包括心血管疾病和神经损伤。

在多次尝试控制饮食失败后，兰迪和他的医生认为对于如此严重的糖尿病，他最好住院接受治疗。医生随时检测兰迪的血样，确定胰岛素注射的最佳时间和剂量，以调节血糖水平。兰迪学习了糖尿病食物交换份法（这是糖尿病患者学习配餐的方法），将肉类、碳水化合物、蔬菜和脂肪按一定比例搭配在一起食用。他不再食用精制的碳水化合物（如面包等），他说："近几年来，我没再碰过一片面包和比萨。"

但是，这样做就够了吗？兰迪多年来一直努力控制体重，但都以失败告终。从童年开始，他就与脂肪做斗争，控制饮食，多运动，减少聚餐次数，但长年严格自律依然无法阻止体重增加。兰迪必须让体重长期得到控制。医院的环境起到了效果，兰迪的体重开始减轻。尽管他严格控制饮食，但他的体重只减轻了几千克。

美国的病毒

尼基尔成为威斯康星大学麦迪逊分校的博士后，终于可以追逐自己的科研梦想了。他对病毒有强烈的好奇心，渴望找到答案。然而，他在印度接触的SMAM-1病毒没有获得美国农业部的进口许可。尼基尔花了两年时间才找到这份博士后研究工作，而现在他无法得到所需的病毒。他深感失望，但命运又一次给了他机会。

由于无法取得SMAM-1病毒，尼基尔与病毒销售公司联系。他们的病毒列表上有大概50种人类腺病毒。他说："我要去订购某种人类腺病毒，但上面没有标明哪种腺病毒会促进脂肪生成。一共有大概50种不同的腺病毒啊！所以，我再一次陷入困境，不知道下一步怎么做。我要从1号开始，一个一个试下去吗？因此，带点猜测，主要凭运气，我决定从第36号腺病毒开始检测。我喜欢数字36，而且它的抗原是唯一的，这意味着它不会与其他病毒发生交叉反应，其他病毒的抗体也无法抑制它。"

这是个随机的选择，但第36号腺病毒（Ad-36）在鸡身上产生了与SMAM-1病毒类似的反应。阿特金森认为Ad-36病毒很可能是SMAM-1病毒的一个变异品种。当尼基尔让鸡感染Ad-36病毒后，鸡体内的脂肪增加，胆固醇和甘油三酯水平下降，这个结果与SMAM-1病毒的试验结果一致。尼基尔想要确认试验结果是否呈假阳性，因此他给另一群鸡注射了一种名为CELO的病毒，确保其他病毒不会让鸡产生脂肪。此外，他还养了一群没有注射任何病毒的鸡。这三群鸡中的一群感染了Ad-36病毒，一群感染了CELO病毒，另一群完全没有感染病毒。他比较了这三群鸡的体形后发现，感染Ad-36病毒的那一组鸡变肥了。后来，尼基尔又在小鼠和绒猴身上做同样的试验，每一次试验结果都是注射了Ad-36病毒的那一组变肥了。在绒猴试验中，他还发现感染Ad-36病毒的绒猴比未感染此病毒的绒猴重得多，它们的体脂增加了近60%!

最大的问题出现了，人类会感染Ad-36病毒吗？尼基尔和阿特金森检查了500多位受试者，在他们体内查找Ad-36病毒的抗体，检查他们是否在过去某段时间曾经感染过这种病毒。研究人员发现30%的患肥胖症的受试者的检测结果呈阳性，而在没有患肥胖症的受试者中只有11%的检测结果呈阳性，比例约为3∶1。此外，后者的体重明显比那些未感染此病毒的人的体重更重。这再一次说明，这种病毒与脂肪有关联。

接着，尼基尔设计了一个更加严格的试验。他准备在双胞胎体内检测是否存在Ad-36病毒的抗体。他解释说："我们的假设是双胞胎的体重应该一样，但如果我们找到一对双胞胎，其中一个体内有这种病毒的抗体，而另一个没有，那么这对双胞胎的体重就不一样了。如果Ad-36病毒与人类肥胖无关，那么双胞胎中检测结果呈阳性的那个的体重就会比检测结果呈阴性的那个的体重更重。我们找到了28对双胞胎共56人，经抽血检测发现每一对双胞胎的Ad-36病毒检测结果都分别呈阳性和阴性。结果与我们的假设一致：双胞胎中检测结果呈阳性的那个明显更胖。"

当然，为了研究而让人感染病毒是不道德的行为，因此不能在人身上得到完美的试验结果。尼基尔说："除了让人感染病毒之外，双胞胎试验是证明该病毒对人体产生作用最近似的方法。"

管理脂肪的新方法：不再责怪脂肪

兰迪的医生多年来一直给兰迪看病，他了解兰迪这么多年艰辛的减肥历程，而且这一战斗还在持续。自从兰迪住院后，他的体重控制得比以前好，但他仍需长期接受专业治疗。这位医生建议兰迪去找一位内分泌学家，他说威斯康星大学麦迪逊分校的理查德·阿特金森在治疗肥胖症方面有一些成功案例。

兰迪找到阿特金森博士看病，他自知如果不能控制好体重，就会因肥胖而死。兰迪首先注意到阿特金森很善良，没有让他因自己的体重而感到内疚。兰迪说："其他地方的人会将肥胖的责任归咎于你，他们会追溯过去，让你检讨哪里出了问题。这太苛刻了。阿特金森没有这样做。他说我现在已经这样了，如何才能解决问题？这是一种包容的态度。"

阿特金森负责一个治疗肥胖症的长期项目，他向患者解释肥胖症是一种慢性疾病，他们将"永远"需要治疗。在最初的3个月中，患者每周抽出几天时间参加一个有关肥胖症和脂肪基础知识的讲座，然后复诊时间减少到一两周一次，然后减少到一两个月一次。他要求那些体重反弹的人更频繁地来复诊。凡是参与该项目的人必须全程参与。能够学习完整的脂肪知识这件事让兰迪很兴奋。他说："当听说我可以参加大学讲座、了解我的病情时，我兴奋地说：'我要报名！'参加这个讲座太有意义了，为此我每次都专程从伊利诺伊州开车来威斯康星州麦迪逊。"

在讲座上，阿特金森展示了肥胖症的研究成果。他还讲到了体重设定点理论：身体努力维持一个设定的体重值，减肥者要想改变体重，必须付出很大的努力。他讲述了那个具有里程碑意义的试验，清瘦的受试者为了让体重平均增加25%，要比肥胖人士摄入更多的食物。他还分享了Ad-36病毒研究的进展，解释了这种病毒如何与脂肪相关。这些科学知识帮助兰迪认识到脂肪的各种防御机制，学会各种减肥策略。

阿特金森还向他介绍了自己新聘任的博士后助理、一位来自印度的年轻科学家——尼基尔·杜源德哈。尼基尔给兰迪做了检查并研究了他的血样。兰迪的Ad-36病毒检测结果呈阳性，意味着他过去很可能曾感染过Ad-36病毒。兰迪想起童年时被一只大公鸡啄伤，此后他的食量猛增，体重也迅速增加。他豁然开朗，原来无法控制的食欲以及快速增长的脂肪都与此相关。如果他与这一研究中的鸡、绒猴、双胞胎或其他受试者一样的话，感染Ad-36病毒就会导致他体内的脂肪不断累积。他说："阿特金森和尼基尔所做的研究改变了我的生活。他们让一切都变得清晰起来。我感觉解脱了，浑身充满了力量！"

病毒是如何产生脂肪的

像Ad-36这样的病毒是如何产生脂肪的呢？阿特金森解释说："我们认为Ad-36病毒有3种方式让人们变得更胖：一是它促进血液中葡萄糖的吸收并将其转化为脂肪；二是它通过脂肪酸合酶（一种促进脂肪酸合成的酶）促进脂肪分子的合成；三是骨髓内的干细胞既可以分化为骨细胞，也可以分化为脂肪细胞。Ad-36病毒可以使更多的干细胞分化为脂肪细胞，从而储存更多的脂肪。因此，脂肪细胞的体积变得更大，身体也变得更肥胖。"

研究人员承认，大公鸡啄伤兰迪很可能导致他感染上这种腺病毒。但他们很小心，因为没有直接证据表明Ad-36病毒可以从鸡传染给人类。

虽然尼基尔已经离开威斯康星大学到得克萨斯理工大学任营养系主任，阿特金森也搬到弗吉尼亚州，但两人仍保持紧密的联系。尼基尔在10年里跟踪了1500名受试者，在试验初期检测这些人体内的Ad-36病毒抗体，每年再检测一次。他说："结果发现试验初期检测结果呈阳性的人的体重在10年时间里均显著增加。"阿特金森也做了类似的研究，检测了1995年到2012年期间入伍的空军新兵。这些新兵并不肥胖，但到试验结束时，那些感染过Ad-36病毒的人超重的风险是未感染者的近4倍。

虽然尼基尔和阿特金森的几项研究均有力地证明了Ad-36病毒会促进脂肪生成，但质疑声仍然存在。阿特金森表示："我记得在一次会议上演讲时，我展示了15项不同的研究结果，均显示Ad-36病毒会导致肥胖或与肥胖有关联。在演讲结束时，一位好朋友跟我说：'我就是不相信这件事。'他没有给出理由，只是不相信这个结论。人们坚持认为只有饮食和运动才对肥胖有影响，但实际上还有其他影响因素。"

尼基尔也有类似的经历，他补充道："科学和人们的观念存在差异。人们的脑部中形成的是观念，而不是科学。科学必须用数据说话。我遇到那些质疑的人，当我问他们为什么质疑时，他们都无法给出具体的理由。科学不是来自人们的观念，而是来自事实。有一句俗话说得好：'上帝之外，一切以数据说话。'"

有时科学不易被接受

在科学界，提出任何颠覆性的观点都可能遭到质疑。巴里·马歇尔是另一位受到质疑的科学家，他提出幽门螺杆菌[1]而非压力是造成胃溃疡的因素。过去的观点

---

[1]　幽门螺杆菌是在人类和哺乳动物胃部生存的一种细菌。

认为人们在情绪波动时会释放过量胃酸，只有服用诸如泰胃美和雷尼替丁这样的药物才能缓解胃溃疡的症状。制药公司因销售这两种畅销药获利数十亿美元。不过，无论是否受到压力困扰，胃溃疡患者一旦停止服用上述药物，症状就会出现。更糟糕的是，胃溃疡可能进一步恶化成胃癌。

马歇尔的同事罗宾·沃伦是澳大利亚皇家珀斯医院的一位病理学家，他在显微镜下观察胃溃疡，可以看见大量螺旋状细菌——幽门螺杆菌。马歇尔不断地向人们宣传他的发现，试图将这一信息传达给医生们。但科学界对此持怀疑态度，最后竟然中止了对这一细菌研究项目的资金支持。没有患者参加临床试验，唯一可能的受试者就是他自己。为了证明他的观点，他喝下含有大量幽门螺杆菌的鸡尾酒，很快就出现了呕吐症状，进而发展为早期胃溃疡。他还研究了能够杀死这一细菌的抗生素。因此，他迅速服用药物治好了自己的胃溃疡。

即使马歇尔发表文章讲述了自己的故事，在他的祖国澳大利亚也仍然没有得到多少关注。但美国的小报用醒目的标题转载了他的故事，吸引了人们的注意。科学家不一定喜欢这种曝光方式，比如在《国家调查报》这种小报上刊出题为《豚鼠医生用自己的身体做试验治愈了胃溃疡》的文章。这些宣传产生了效果，美国食品药品监督管理局要求开展一项完整的临床试验，用抗生素治疗胃溃疡患者。试验获得了成功，证明马歇尔和沃伦的观点是正确的。由于这一发现，他们获得了2005年的诺贝尔奖。尽管多年来专家不相信他们的观点，但最终他们得到了世人的认同。

尼基尔希望新的研究可以让那些质疑感染型肥胖的人转变观念，就像人们对幽门螺杆菌的认识一样。如果科学家对病毒的了解更深入，进一步明确其分子机制，这些质疑的声音也许将会减弱。如今，细菌和病毒会促进脂肪合成这一观点向传统观念发起了挑战，人们普遍认为肥胖只与饮食过量和运动过少有关。即使犬瘟热病毒、劳氏相关病毒第7型和博尔纳病毒都已被证明会引起动物肥胖，反对的声音也依然很多。尼基尔说："世界各地的实验室做了18～20个试验，证明不管什么种族，

Ad-36病毒与人类肥胖有显著的关联。"

理查德·阿特金森预计将会出现一种针对Ad-36病毒的疫苗。他认为30%的肥胖人士感染过这种病毒，并因此变得更胖。他希望看到有一天孩子们像接种水痘和麻疹疫苗一样接种Ad-36病毒疫苗。但到目前为止，人们还没有直接的方法治疗Ad-36病毒感染。阿特金森说："即使你已经感染上这种病毒，成为肥胖易感人士，也可以控制自己的饮食和运动量。不过，你可能要为减肥付出更多的时间和精力。"

兰迪肯定比大多数人更勤奋，他成功地将体重从159千克减至77千克，这非常不容易。他将每天摄入的热量控制在5000~6300千焦，这是一个普通成年男性进食量的一半左右。他在正餐时吃一份蔬菜沙拉，餐间吃点水果和坚果。阿特金森在提到兰迪时说："他有着超强的自控力，是我见过的自控力最强的人。"

兰迪将人们分为"能吃的朋友圈"和"不能吃的朋友圈"。他说："我就是和别人吃得不一样。我必须告诉家人和朋友，如果你们想让我活下去，不要指望我和你们一起吃饭。家人对我非常支持，这是关键。出门在外时，其他人都可以随心所欲地吃饭，而我则坚持只吃水果和坚果，或者吃随身带的几个水煮蛋。你必须意识到你不属于那个'能吃的朋友圈'。"

现在，兰迪比以前开心多了。他了解自己的身体状况，每天与肥胖做斗争，时刻观察体重的变化。他甚至将房子抵押以支付胃绕道手术的费用，确保体重不会反弹。保险不能报销这笔手术费，因为他当时的体重为102千克，比保险要求的体重低。他说："有些人的体重反弹，所以他们来做这种手术，手术后也没有养成良好的饮食习惯，因此他们的体重还会反弹。如果没有良好的饮食习惯配合，手术的效果不可能持久……我现在看起来很好，这种状态已经持续很长一段时间了。事实上，过去比我瘦的一些朋友现在已经比我还胖了。"兰迪的目标是告别肚腩、小腹平坦。他说："我是一位62岁的快乐慢跑者，人生第一次有勇气在健身房里脱下上衣……我目前的目标是将体重降到73千克，然后穿上速比涛泳衣！"

不仅仅是病毒，细菌也可以产生脂肪

像兰迪这样严格控制饮食还是比较罕见的，但是很多人对只吃一点食物就会长胖深有体会。有些同龄人一顿饭吃三道菜，而这些人只吃半道菜，最后吃半道菜的人长得更胖。那些同龄人可能不会长得更高或有更多的肌肉，甚至完全不运动，但就是不会变胖。而易胖人士更像被喜爱脂肪的外来者控制着，而且这可能是事实。这些外来者不是一两个，而是数以亿计。现在，医学界密切关注人体内的微生物，这些伴随我们成长的细菌和病毒在许多方面影响着人体健康，其中包括个体储存脂肪的多少。

谈到脂肪，我们并不是一个人在战斗，这个想法令人愉快。

安东尼·范·列文虎克是第一批观察人体微生物的科学家之一。1683年，他从自己的牙齿上刮下牙菌斑，然后将其放到显微镜下观察，发现数百个"微小的生物"在镜头下飞奔。奇怪的是，当他喝了一杯热咖啡后，那种"微小的生物"就死了。

近几十年来，我们对细菌有了更全面的认识。现在我们知道这种单细胞有机体无处不在。从我们出生开始，它们就在我们的鼻腔、腋窝、肺部、口腔和消化道等处大量繁殖，存在于人体与外界接触的几乎所有部位。它们与人类生活在一起，与人体共生，在维持自己生存的同时也帮助人类生存。

新生儿经过产道出生，产道中布满细菌，使新生儿的体表"覆盖"了一层细菌。即使通过剖宫产分娩，妈妈皮肤上的细菌也会附着在新生儿身上。新生儿早期的喂养是选择母乳还是选择奶粉，也会影响进入其体内的细菌种类。无论采用哪种方式，新生儿体内的细菌种类都与母亲有关，尤其是肠道内的细菌与其有关。在人生的最初几年，孩子与外界环境的互动增加，体内的细菌种类和数量也相应增加。我们长大后肠道内细菌的数量将达到100万亿个之多。最终，我们体内的单细胞细菌数量是人体细胞的10倍，也就是说我们具有更多的细菌特征而非人类特征。

人体内细菌数量最多的部分是肠道下半段，它们参与能量代谢、维生素合成和消化。细菌可以对脂肪和体重产生影响，这个观点听起来是否有些奇怪？体内细菌的种类和数量可能决定了我们能从食物中摄取多少热量，从而影响我们的体重。

华盛顿大学坐落于美国密苏里州圣路易斯，杰弗里·戈登博士在这里任职，他是研究肠道细菌最著名的专家之一。戈登博士戴着金边眼镜，身材高大，棕色头发微卷。他谈起自己的研究时滔滔不绝、语气坚定。他在研究细菌在代谢中的作用时发现了一个奇怪现象。在与弗雷德里克·巴克赫德共事时，他们喂养了两组小鼠：一组在无菌条件下生活，体内没有任何细菌；另一组则如常暴露于空气中，它们肠道内的细菌分布和其他正常小鼠的一样。他们为两组小鼠配给的食物数量和种类相同，并用X射线密度仪[1]准确地测量8～10周小鼠的脂肪量，结果让人吃惊。那些按常规方式喂养、肠道内分布着全套细菌的小鼠的脂肪要比体内没有细菌的小鼠的脂肪多42%，而它们摄入的食物还比后者少1/3。小鼠体内的某些细菌会导致脂肪增加。

戈登和他的团队成员一开始的想法是无菌小鼠的新陈代谢率可能比较高，但奇怪的是他们发现它们的新陈代谢率要比正常小鼠的低27%。正常小鼠肠道内有全套细菌，它们吃得少，但新陈代谢率高。它们明显比无菌小鼠更肥。

戈登想知道，如果将正常小鼠体内的细菌转移到无菌小鼠体内，会发生什么现象。研究人员将正常小鼠体内的细菌植入无菌小鼠体内，在14天里后者的体脂增加了57%！更奇怪的是，这些新植入细菌的小鼠摄入的食物比无菌小鼠少27%。这再一次证明，肠道内有细菌的小鼠的进食量比无菌小鼠的小1/4，但比它们胖得多。

这一试验结果不仅仅适用于小鼠。几年后，戈登团队的另一名成员瓦妮莎·里

---

[1]　X射线密度仪通过对比对X射线的吸收来测量物质的密度或质量。

道拉设计了一个试验，以了解细菌会不会影响人类体重。研究人员召集了4对双胞胎，每对双胞胎中都有一个人患有肥胖症，另一个人的体形清瘦。戈登将每对双胞胎粪便中的细菌分别植入两只无菌的精瘦小鼠体内。接受细菌植入后的小鼠被单独关在一个笼子里，以防止新植入的细菌进入其他小鼠体内。在试验期间，他们给所有小鼠喂同样数量和种类的食物。

令人惊讶的是，这些小鼠都呈现出人类粪便供体的特征。从双胞胎中肥胖一方植入细菌的小鼠增长的脂肪明显比从清瘦一方植入细菌的小鼠增长的脂肪多。同时，从双胞胎中清瘦一方获得细菌的小鼠排出的粪便要比从肥胖一方获得细菌的小鼠排出的粪便多得多，这说明精瘦的动物可将更多的食物转化为粪便。

显然，清瘦受试者体内的细菌要比肥胖受试者体内的细菌从食物中吸收的能量少，排出的粪便多。戈登说："我们将人体内的细菌植入动物体内，对这些动物的研究表明，人体内的菌群与肥胖症可能存在因果关系。研究还显示，动物体内植入人体内的细菌后，它们可能出现肥胖症表型（外观）和代谢紊乱症状，特别是肥胖症的代谢症状。"

细菌是如何吸收能量并将其转化成脂肪的呢？肠道菌群含有人体没有的酶，这些酶可以消化人体消化系统无法消化的植物的某些部分。细菌在这些酶的作用下分解多糖（多糖是一些复杂的糖类，人体无法分解），并将其转化为人体可以吸收的单糖。细菌还以这种方式帮助人体在自身能量代谢之外摄取更多的能量。此外，细菌还增加了人类小肠中毛细血管的数量，使肠道吸收更多的营养成分。因此，细菌从以下两个方面改变我们的消化功能：首先提升肠道吸收食物中的营养成分的能力，其次促进食物中糖类的分解和吸收。

细菌不仅影响我们的消化能力，而且与一种称为禁食诱导脂肪细胞因子的蛋白质减少有关。禁食诱导脂肪细胞因子的作用是抑制脂肪的储存。通过减少禁食诱导脂肪细胞因子的生成，细菌可以增加人体内的脂肪。将所有这些因素综合在一起

（包括促进肠道吸收、从食物中摄取更多的热量、降低禁食诱导脂肪细胞因子水平），可以解释具有正常菌群的小鼠体内的脂肪比无菌小鼠体内的脂肪多的原因。

值得注意的是，并非所有的细菌都是一样的。有些细菌与肥胖相关，有些则无关。这一研究领域正在不断发生变化，新的发现清楚地表明了人体内菌群的复杂性。一些研究表明，在肥胖症患者的肠道细菌中厚壁菌门细菌的含量较高，拟杆菌门细菌的含量较低，而清瘦的人体内的情况则正好相反。研究表明，厚壁菌门中的某些细菌能更有效地分解淀粉类食物，因此可以从食物中摄取更多的能量，产生更少的废物。从演化的角度来看，这样做的好处可能是更少的能量被当作废物排出体外。但在现代社会中，这样做的坏处是被排出体外的能量太少！近期的其他研究显示，肠道细菌的多样性也与肥胖有关，瘦人肠道内的细菌比胖人肠道内的细菌更加多样化。越来越多的证据表明人体内的菌群和脂肪是有关联的。

杰弗里·戈登用一碗麦片来解释人类消化功能的多样性。麦片富含多糖。我们食用一碗麦片所吸收的热量取决于肠道细菌的数量和种类。有些细菌可以从食物中吸收更多的热量。因此，即使麦片的包装袋上注明每一份麦片所含的热量为460千焦，每个人实际上吸收的热量取决于其体内的菌群，他吸收的热量可能略高于此值，也可能略低。戈登说："问题的关键是食用一碗营养价值相同的麦片对不同的人来说效果是否相同。我们认为不同。如何准确地测量人们吸收的热量，还有待进一步研究。"

好消息是人体内细菌的分布并不是一成不变的。研究表明，当肥胖症患者减肥时，通过限制碳水化合物或脂肪的摄入，其肠道菌群也会发生变化，厚壁菌门细菌数量减少，拟杆菌门细菌所占的比例增加。另外，细菌种类也增加了。这种方式再次证明，脂肪可以再生成脂肪，即某些肠道细菌可以从食物中吸收更多的热量，高热量饮食与这类细菌相关；反之，脂肪减少会导致脂肪进一步减少，低热量饮食促使体重减轻，同时通过改变细菌数量，减少从食物中吸收的热量，排出更多的废物，从而使体重进一步减轻。事实上，体重的增加与减轻和每个人摄入的食物有很大的关系，其复杂程度远远超过我们的想象。

与体内菌群合作

体内菌群研究是一个不断发展的领域，大多数研究和理论还处于探索阶段。如果你对这方面感兴趣，有一个途径可以帮助你了解体内菌群。美国肠道计划是一个开放性项目，它收集生活在个体体内的细菌，建立菌群库。支付一定费用后，工作人员会寄给你一个试剂盒，并附上使用指南指导你用棉签收集各个身体部位的细菌。你可以把样品寄回去分析。此后，你会收到一份研究报告，说明你的菌群与其他人的区别。这份报告还会说明你的结肠中的厚壁菌门细菌以及其他有益或有害细菌比其他人的多或少。如果你发现自己体内的菌群可能导致体重增加，如何才能将菌群生态向体重减轻的方向调整呢？

我们可以调整饮食结构，增加植物纤维的摄入量。这有一定难度，意味着我们要吃更多的水果和蔬菜，减少饱和脂肪酸的摄入。这不仅减少了热量摄入，而且你的饮食结构发生变化时，肠道菌群也会随之发生变化。人们在研究中发现，在8周时间里让小鼠按"西式饮食习惯"摄入高热量的食物，结果发现它们体内的厚壁菌门细菌的数量增加了。我们吃适量的水果、蔬菜和饱和脂肪酸含量低的食物时，除了体重减轻，体内细菌的生长也会呈现多样化趋势。

比利时天主教鲁汶大学的帕特里斯·卡尼博士主要研究益生元和益生菌对人体内菌群的影响。（益生元是无法消化的植物性碳水化合物，是肠道细菌的主要营养物质。益生菌是对身体有益的细菌。）卡尼说："益生元有助于减少食物摄入量，增强健康受试者的饱腹感。它们会改变菌群的组成和活性，对健康有利。"

香蕉、朝鲜蓟和豆类中含有益生元，卡尼的研究表明每天至少摄入16克益生元，两周后可以增强饱腹感，减小食量。研究还表明，洋葱、燕麦、韭菜等食物中含有的低聚果糖可适度减少内脏脂肪，缓解饥饿感。这些富含益生元的食物不仅可以使我们的食欲减弱，还能促进钙的吸收，并且使肠道细菌更加多样化，有利于减肥。益生元还有助于增加拟杆菌门细菌的数量，同时另一种益生菌——嗜黏蛋白阿克曼氏菌的数量增加了100倍。

卡尼的研究发现，高脂饮食会破坏肠道黏膜的屏障功能，而嗜黏蛋白阿克曼氏菌有助于保持肠道黏膜的完整性。健康的肠道黏膜是一道天然的屏障，可促进益生菌的生长，增强免疫系统的功能，阻止有害物质被人体吸收，最终将改善新陈代谢，降低炎症发生率，缓解胰岛素抵抗，并且有助于减少脂肪。卡尼说："高脂饮食改变了肠道菌群的组成。如果肠道菌群的组成发生改变，反过来可以改变肠道的生理功能。"

实际上，微生物已成为一个新兴的热点研究领域。如果我们不介意的话，将来甚至可以考虑通过粪菌移植导入益生菌。这其实并不遥远，这种方法已用于治疗消化系统的一些疾病，如艰难梭菌感染。在试验中，将健康供体的粪便通过灌肠或内窥镜植入患者的结肠内，可为患者补充健康的细菌，恢复菌群平衡。细菌植入后，患者的肠道环境与供体的类似，症状消除，治疗效果优于普通抗生素治疗。未来粪菌移植可以用于控制体重，或许你家附近的诊所就可以提供这一服务。

第 7 章

责怪父母：肥胖基因的遗传

大家都接受这样一种观点：基因决定一切，我们的眼睛的颜色、牙齿的整齐度、身高、智商甚至情绪都由基因决定。但奇怪的是，谈到肥胖时，人们总是低估了基因的影响。在大多数情况下，肥胖被认为是个人生活的失败，是个体缺乏自控力、进食过量、疏于运动、消耗的热量过少造成的后果。人们会说："噢，她的腿型像妈妈的。"要是你长得瘦，人们也会说这是来自父母的遗传。然而如果你太胖了，人们通常认为这是你自己的原因。

幸运的是，许多科学研究发现基因从很多方面影响脂肪的生长，澄清了人们过去对基因的误解。这是一个全新的研究领域，破解人类基因组是近几十年来才开始的工作，每年都会出现许多新的科研项目。

皮马印第安人的生活

基因如何导致肥胖？一个典型的例子是皮马印第安人，3万多年前他们从亚洲北部穿过白令海峡来到美洲定居。这些皮马印第安人中的一支定居在美国亚利桑那州凤凰城的希拉河附近，另一支则向南迁徙，最后定居在墨西哥迈科巴。皮马印第安人的生活以耕作为主，他们在干燥的土地上种植南瓜、玉米、豆类和棉花等，同时还从事狩猎和采集等活动。在这种生活方式下，他们的饮食结构自然、均衡，他们每天都有充足的活动量。

皮马印第安人遇到的困难是：当地每个世纪都有几次大旱，土地被破坏，动物数量减少，随后会出现饥荒，只有那些能长期忍受饥饿的人才能生存。皮马印第安人几万年来一直在这种恶劣环境中生存。遗传学家发现，随着时间的推移，他们体内携带一组"节俭基因"。这些基因是演化的结果，可促使人体提高新陈代谢率，将尽可能多的脂肪作为能量储存起来，从而使他们仅摄入很少热量就能生存。许多世纪以来，这些遗传特征让皮马印第安人得以繁衍生息。19世纪中期，两个皮马人印第安部落开始采取不同的发展路线，其结果也引人深思。

白人移民于1850年开始去加利福尼亚州淘金，其间他们与亚利桑那州的皮马印第安部落相遇。这些疲倦的旅行者得到了皮马印第安人的帮助，在得到食物的同时还受到他们的保护。这些外来者受到当地人的欢迎，但他们开始在希拉河宣示主权，而这条河是皮马印第安人赖以浇灌农场、维持生计的重要河流。随着淘金热的兴起，越来越多的移民进驻此地，新的农场主和牧场主开始与皮马印第安人争夺水源和土地。

不断加剧的紧张局势最终导致美国政府颁布将印第安人安置在保留地的政策，但皮马印第安人在保留地上并不能从事狩猎活动，也不拥有希拉河的主权。由于农田没有足够的水源来灌溉，皮马印第安部落又面临饥饿的困境。

早在20世纪30年代，美国政府就开始为皮马印第安人提供食物援助，那些西式食物包括牛奶、培根、芝士、罐装肉类和干燥的谷物等。同时，他们还提供面粉和猪油，这是皮马印第安人用来做油炸面包的原料。皮马印第安人不再从事耕作和狩猎活动，生活变得安逸，他们常常久坐不动。一些皮马印第安人在附近的工厂上班，其他一些人则加入了军队。他们逐渐接受美国式生活方式，亚利桑那州的皮马印第安人的体重开始增加——增加的不是一星半点。

1963年，美国国家糖尿病、消化系统疾病和肾病研究所在做一项地区调查时发现皮马印第安人中的肥胖症患者很多。亚利桑那州的皮马印第安人患肥胖症和糖尿病的比例如此之高，以至于该研究所专门为此立项，以分析其原因。

该研究所每两年调查一次亚利桑那州的皮马印第安人的健康状况。自1965年以来，这些皮马印第安人自愿参加体检，检查体重、身高、BMI和其他导致糖尿病的因素，结果他们的超重比例是美国平均超重比例的3倍多。皮马印第安人的糖尿病发病率也远远高于美国平均水平。然而住在同一地区的白种人即使采取相似的生活方式，也没有出现同样的问题。

该研究所的研究人员也开始关注住在墨西哥迈科巴的皮马印第安人。他们的基因与亚利桑那州的皮马印第安人的基因类似，研究人员想了解这两个不同部落的皮马印第安人是否有同样的健康问题。

埃立克·拉沃辛博士是彭宁顿生物医学研究中心的专家，这个研究中心位于路易斯安那州巴吞鲁日市。拉沃辛博士是第一批翻越谢拉马德雷山脉进入迈科巴的科学家之一。他回忆道："那里没有平整的道路，也不通汽车。"研究人员坐在一辆四轮马车上穿过岩石地形，走了差不多10小时才到达皮马印第安人所在的村庄。迈科巴的皮马印第安人仍以耕种为生，用自行车而不是汽车代步。在很大程度上，他们还保持着皮马印第安人祖先在农业社会中的生活方式。

迈科巴的皮马印第安人的生活方式比亚利桑那州的那一支的更健康。与迈科巴的皮马印第安人相比，亚利桑那州的男性皮马印第安人患肥胖症的比例高9倍，女性高2倍，糖尿病患者的比例则高4.5倍。很明显，亚利桑那州的皮马印第安人选择的现代生活方式是造成这一问题的根源。

两个皮马印第安部落的情况表明，脂肪的遗传性因素在起作用。许多世纪以来，皮马印第安人不断面临饥荒的威胁，他们演化出的"节俭基因"帮助他们渡过难关。然而现代社会食物充足，与其他种族相比，皮马印第安人体内的基因更容易引起肥胖症和糖尿病。

埃立克·拉沃辛说："毫无疑问，这些皮马印第安人的体重、体脂率和糖类代谢水平在很大程度上由于环境的变化而发生变化。这是他们的基因和环境相互作用的结果。"

最终，皮马印第安人的DNA分析表明，他们的某些染色体携带与肥胖相关的变异基因。由于遗传学的原因，皮马印第安人的身体会存储更多的能量，以抵御一场再也不会来临的饥荒。

我们不能改变基因，但科学家发现我们可以改变基因对健康的影响。正如皮马印第安人所做的那样，我们需要适应自己的遗传特点，用一些手段来控制体重。如果我们能够减掉储存的多余脂肪，至少可以摆脱有关肥胖的负罪感。

脂肪面前并非人人平等

克劳德·布沙尔博士在彭宁顿生物医学研究中心工作，他的一些研究表明基因对脂肪有影响。这些是该领域最早开展的一批研究项目。他于1977年在得克萨斯大学奥斯汀分校获得博士学位，博士论文的主题是关于群体遗传学和体质人类学的研究。随后，布沙尔博士回到加拿大的故乡魁北克，在那里的拉瓦勒大学建起一个实验室从事有关肥胖症的研究。布沙尔博士戴着一副眼镜，略微谢顶，面色和善，头发卷曲。他说："我们周围有一些超重和肥胖人士，他们的人数似乎在不断增长。我们的实验室在招募这样的家庭，有些志愿参与的家庭成员真的很胖。"这一发现引起布沙尔的极大兴趣，他的实验室不断扩大，吸引了很多与他一样对肥胖症好奇的研究人员。他回忆说："实验室中很快就有15位工作人员从事肥胖症和运动生物学研究工作。"

　　布沙尔和他的团队成员开展了两项基础研究。在人类基因组计划完成之前，他们的研究颠覆了1986年到1990年间人们对遗传和体重的关系的理解。第一项研究表明，人们是否易于长胖以及身体储存脂肪的部位都受遗传影响。他用法裔加拿大口音解释说："我当时正在寻找一种试验模型，希望它可以控制体重并真正检测遗传因素能否左右体重。最终，我想到一种基于同卵双胞胎的检测方法。同卵双胞胎的基因是相同的，但他们的饮食和运动量不同。我们可以通过比较这些与遗传无关的因素来研究遗传与肥胖的关系。"

　　布沙尔招募了12对同卵双胞胎兄弟，在84天里让他们每天比正常饮食多摄入4200千焦热量。如他所料，这些年轻人的体重明显增加，平均增幅为13%。布沙尔发现，双胞胎增加相同体重和皮下脂肪的概率是与他们没有血缘关系的人的3倍。内脏脂肪与遗传的关系更为密切，同卵双胞胎增加相同的内脏脂肪的概率是与他们没有血缘关系的人的6倍。换句话说，如果一对同卵双胞胎中一个人的内脏脂肪增加，那么另一个人增加相同的内脏脂肪的概率是与他们没有血缘关系的人的6倍。

　　在一次减肥试验中，布沙尔在一家研究机构中再次对同卵双胞胎男性进行隔离。首先他计算出这些同卵双胞胎为保持体重稳定每天到底需要摄入多少热量，然后他要求他们每天做两小时标准化运动，最后通过计算发现在研究期间他们每人有221000千焦热量亏空。

　　这些双胞胎通过运动使体重减轻，布沙尔测量了他们的体重、瘦体重和脂肪分布状况，发现运动中消耗的热量也与遗传因素有关。如果一对双胞胎中的一个人在运动中消耗了335千焦热量，而对照组受试者在运动量相同的情况下消耗了420千焦热量，那么这对双胞胎中的另一个人很可能也会出现同样的新陈代谢问题。他说："这些发现再次表明，在热量摄入相同的情况下，人们能否通过运动成功减肥，其效果差不多一半是由遗传决定的。"

很多指标可以套用这一模式。布沙尔发现，很多生理指标与遗传相关，如静息代谢率、体脂量、体脂率、内脏脂肪量、甘油三酯水平和胆固醇水平等。

不过，布沙尔和他的同事安杰洛·特伦布莱发现有一个重要的指标与遗传无关，这是体重控制中的一个非常重要的影响因素。他们发现这些受试者剧烈运动时，遗传并没有发挥应有的作用。布沙尔所谓的"剧烈"是指运动时的新陈代谢率比静息代谢率高6倍或6倍以上（个体以6～10千米/时的速度跑步，以19～26千米/时的速度骑行，或者做其他在几分钟内引起呼吸加快、促进排汗的运动）。结论很明确：即使人们的基因不同，一定程度的剧烈运动也会让脂肪减少。

20世纪80年代至90年代，布沙尔的研究方向是通过观察家族成员的身体特征寻找脂肪的遗传特性。这是一项具有开创性的工作，他在分析数据时发现很多变量（如性别、年龄、热量的摄入与消耗等）会影响结果。人类试验只局限于同卵双胞胎。随着科学技术不断发展，检测基因的技术手段越来越多。举例来说，对于不同性别和年龄的人，凡是携带一种称为变异FTO基因的个体都倾向于摄入高热量食物，因此他们体内的脂肪较多。携带这一变异基因的个体患肥胖症的风险是没有携带这一变异基因的个体的近两倍。

苏格兰邓迪大学的科林·帕尔默开展了一项关于变异FTO基因对人体的影响的研究。他检查了近百名学龄儿童，看他们是否携带变异FTO基因。试验允许这些儿童在吃自助餐时自由选取各种水果和蔬菜，也可以选择诸如薯条和巧克力这样的高热量食物。在对他们选择的食物进行分析后，帕尔默发现，携带变异FTO基因的儿童摄入了更多高热量食物。他说："他们摄入的食物数量相同，质量也相同，只是热量较高。"不出所料，与携带正常FTO基因的儿童相比，这些携带变异FTO基因的儿童体内的脂肪多了近2千克。

变异FTO基因在脑部的表达促使人们摄入更多高热量食物。科学家还发现它在脂肪组织中也有表达。哈佛大学医学院的研究人员梅利娜·克劳斯尼策发现FTO

基因的一个副本变异会导致脂肪细胞向白色脂肪转化，而未变异的基因则会将其转化为米色脂肪。我们在本书第1章中提到，在运动时米色脂肪可能被激活，转化为消耗能量的棕色脂肪。但携带变异FTO基因的个体只有很少的脂肪细胞转化为米色脂肪，更多的细胞转化成储存能量的白色脂肪。因此，FTO基因突变的结果是个体渴望摄入更多高热量食物，消耗的热量更少，储存的热量更多。这些因素组合在一起，使节食减肥的难度大大增加。

尽管携带变异FTO基因的个体患肥胖症的风险几乎是未携带这一变异基因的人的近两倍，但帕尔默认为："携带变异FTO基因的个体并非注定是个胖子。他们仍然可以通过严格控制饮食来保持体重，尽管效果要比别人的差一点。"

并不是所有由遗传因素引起的肥胖都不好，一些与遗传相关的肥胖可能是一种保护措施。

好脂肪基因

露丝·卢斯是纽约芒特西奈肥胖症遗传学和相关代谢特征研究项目的负责人。她有一头金色短发，身材修长，脸形瘦削。她以前是运动员，早期专注于健身方面的研究。因此，卢斯在比利时上大学时自然而然地选择了运动专业。

卢斯原来只想成为一名体育老师，比利时的免费教育系统让她获得了其他机会。她解释说："比利时的教育几乎可以算是免费的，我可以在没有任何经济压力的情况下继续深造……我想攻读博士学位，但真的不知道自己应该学什么专业。我的一位导师说：'去遗传学系吧。我们正在进行双胞胎研究，需要有人给双胞胎做体检，测量他们的身高和体重，评估他们的运动技巧。'这促使我成为一名人体测量专家，这些工作让我学习到人体测量技巧，学习测量人体的每一部分。"

卢斯分别于1993年和2001年获得比利时天主教鲁汶大学的硕士学位和博士学

位。此后，她申请到一笔研究基金，这笔基金要求她到美国的实验室进行研究。她知道克劳德·布沙尔博士，因为他写过一本有关人体活动与生长的书，这是卢斯读硕士研究生时的教材。布沙尔在彭宁顿生物医学研究中心工作，卢斯与他取得联系，很快就在他的实验室中谋到一份博士后研究工作。与布沙尔一起工作让卢斯对脂肪和代谢遗传学产生了兴趣，最终她在芒特西奈医院建立了自己的实验室。

当卢斯着手设计自己的研究项目时，她发现很多基因与BMI过高有关联，但BMI只是简单地通过个体的身高和体重计算出来的。卢斯认为BMI不能很准确地衡量一个人是否肥胖，因为它无法将脂肪和瘦组织（如肌肉）的重量区分开来。换句话说，假如你是一名健美运动员，体内肌肉含量高，体脂率只有7%，但你的BMI高，很可能与一位肌肉含量比你低得多的肥胖人士的BMI相同。卢斯想了解DNA的哪一部分与肥胖有关，而不仅仅是体重。她的团队分析了36626个个体的基因数据，查看哪些基因与脂肪相关。

卢斯从这项研究中发现，肥胖与FTO基因和IRS-1基因的变异显著相关。人们已经了解到FTO基因变异与体重超标相关，比如促使携带这一变异基因的孩子摄入的高热量食物更多。但是，以前人们并不知道IRS-1基因与脂肪也有关系。卢斯与图奥马斯·基尔佩莱宁和其他团队成员迅速将研究重点转向IRS-1基因，他们进行数据分析时发现了一个秘密。IRS-1基因的一个变异导致男性体内的脂肪含量较低。起初他们觉得携带这一变异基因是一件幸运的事，但卢斯仔细分析数据后发现，尽管携带这一变异基因的男性的手臂、腿部和躯干的脂肪较少，但血液中的甘油三酯水平较高，好胆固醇[1]水平较低，胰岛素抵抗现象明显，所有迹象都表明其健康状况不佳。怎么会出现这种情况呢？他们比没有携带这一变异基因的人更瘦，而瘦往往意味着身体更健康，而不是更糟。更让人费解的是，携带这一变异基因的女性却没有

---

[1]　好胆固醇即高密度胆固醇。——译注

出现这种情况。

卢斯和她的团队成员进行了更深入的研究，也许这些代谢不良的数据与脂肪的分布有关。团队成员重新查看了试验对象的皮下脂肪和内脏脂肪数据，他们发现携带一种IRS-1变异基因（称为变种A）的人与携带正常IRS-1基因的人相比，其皮下脂肪占总脂肪的比例较小，而内脏脂肪所占的比例较大。换句话说，尽管他们的总脂肪较少，但他们的脂肪分布对健康不利。

携带另一种IRS-1变异基因（称为变种B）的男性的皮下脂肪较多。卢斯解释说："这种变异让人更加肥胖，但它可能改善2型糖尿病和心血管疾病的症状，降低甘油三酯和低密度脂蛋白水平，提升高密度脂蛋白水平。"携带变种B的男性更胖，却更健康。

为什么IRS-1基因变异可以使人变得更胖，却同时免受疾病的困扰呢？卢斯百思不得其解。

卢斯和她的团队成员在深入分析试验数据后得到了答案。IRS-1基因包含一种蛋白质，这种蛋白质参与调节细胞对胰岛素的敏感性。她发现变种A与这种蛋白质在皮下脂肪和内脏脂肪中的低表达相关。因此，这些部位的细胞对胰岛素不敏感，无法使葡萄糖和脂肪相互转化。这种情况大多发生在男性身上，在女性身上比较少见。

此外，变种A可以抑制脂联素的合成，而脂联素起蓄积脂肪的作用。携带变种A的男性体内的脂联素水平低于正常值，因而脂肪无法在皮下储存。这些脂肪游离在血液中，可能蓄积于肝脏和胰腺等部位，使甘油三酯和坏胆固醇[1]水平升高，好胆固醇水平降低，并产生胰岛素抵抗。

变种B可以合成更多的IRS-1蛋白和脂联素。脂联素的增加使更多的脂肪蓄积在皮下。对携带变体B的男性来说，脂肪细胞能使葡萄糖和脂肪相互转化，保持身体健

---

[1]　坏胆固醇即低密度胆固醇。——译注

康。同时，它们还能使血液中的甘油三酯、胆固醇和胰岛素保持较低的水平。

卢斯的发现非常重要，因为他们发现了一种新的脂肪基因。其他基因变异（如FTO基因的变异或者瘦素的基因变异）与饮食过量或脂肪细胞的类型有关，但IRS-1基因是人们发现的第一种与脂肪细胞生成相关的基因。若新的脂肪细胞合成后不能进行储存、蓄积，人体就容易患各种疾病。脂肪较少，看起来更健康，但这类变异基因的携带者更容易患糖尿病或其他疾病。

卢斯说："另一个基因变种可能使男性携带者存在患肥胖症的风险，但也可以让他们免受2型糖尿病和心血管疾病的困扰，同时血液的各项指标更健康。这就是我们所说的健康的肥胖基因。携带这一变异基因的个体更肥胖，但他们的脂肪分布更合理。这种基因变异还可以保护肝脏和肌肉，同时减少内脏脂肪的产生。这些脂肪保护了他们的健康。因此，这种'好'基因确实存在。"

基因很强大，但并不决定一切

人类的DNA发生一些微小的变化就可以改变新陈代谢和脂肪分布情况，影响我们面对食物时的表现。对于某些人来说，多吃一点就会产成脂肪；对另一些人来说，食物的营养成分在血液中无处可去，只能储存在其他地方。有些人（如皮马印第安人）的体重很容易增加，而有些人即使吃了大量食物也不会长胖。

人们可以接受一项测试，看看体内有没有已知的与肥胖相关的基因变异。如果一个人携带这种变异基因，是否注定一生肥胖呢？

好消息是，除非你存在罕见的、确实会导致肥胖的基因变异（如本书第2章提到的那个折磨莱拉·马利克的基因变异），否则你的基因只是影响你是否肥胖的一个因素而已。生活方式的影响更为重要。在大多数情况下，每天摄入的食物数量和种类以及运动量的影响都比基因的影响大。与脂肪相关的基因（如变异FTO基因）只是让人们在减肥时更难坚持，更难达成目标。

卢斯解释说："你可能携带肥胖症易感基因，但这并不意味着你注定要肥胖。很多人认为肥胖是由肥胖症易感基因引起的，他们说：'我携带肥胖症易感基因，做什么都于事无补。'我们的研究发现，虽然一个人携带肥胖症易感基因，但是他只要适度运动或者保持健康的生活方式，肥胖症的遗传易感性将降低30%～40%。"

卢斯的研究表明，运动是对抗肥胖基因的关键。在一项研究中，她和她的团队成员收集了218000位变异FTO基因携带者的数据，计算出这些携带者患肥胖症的概率比未携带这一变异基因的人高23%。然而，他们发现一些定期参加体育锻炼的受试者患肥胖症的概率很低。由于他们经常运动，变异FTO基因对他们的影响减小了27%，不过基因促进脂肪合成的作用仍然很大。对那些注定要与体重做斗争的人来说，运动的作用是减小肥胖症对他们的影响。

卢斯表示，一周内至少有5天坚持每天做30分钟运动，足以抵消变异FTO基因的影响。她说："不需要过分剧烈的运动，只要出汗即可。"也就是说，即使是种花除草、遛狗和骑自行车这类运动也可以达到效果。

如果你携带肥胖症易感基因，那么就要做好与脂肪对抗的准备，你的身体很容易发胖。携带肥胖症易感基因不是你的错，你不要轻言放弃。学习奥运选手的自控力，远离高热量食物，坚持每天运动，命运就在你的掌握之中。毫无疑问，为了使体重保持较低水平，你需要比其他没有携带肥胖症易感基因的人付出更多努力。这正如卢斯所说："如果你携带肥胖症易感基因，这无疑会增加控制体重的难度，但也不是完全做不到。"

第 8 章

我是女性，我有脂肪

CHAPTER 8 ————————————————————————————

　　玛莎·格雷是一位28岁的化学家，她在实验室中工作时与汤姆相识。玛莎是位学霸，说话直接，过去将很多追求者拒于门外。不过汤姆不同，他极度内向，不爱交际，与玛莎在性格上互补。他俩非常登对，两人是内向与外向的完美结合。两人共事6个月后因互相欣赏而订婚，搬入同一间公寓，准备举行婚礼。

　　玛莎不瘦，戴着一副黑框眼镜，身高为1.68米，有一头黑色短发。在十八九岁时，她已经超重约11千克。她认识到超重问题，决定将婚期推迟一年，让自己在这段时间减肥。她希望届时自己能像杂志上的新娘一样美。

　　她是家里唯一的孩子，父母对她宠爱有加，满足她一切小女生的心愿，送给她带花边的公主床单、玩具屋以及各式漂亮衣服。她喜欢把这些漂亮的东西摆放整齐，将此当成对自己的奖励。当她和汤姆搬入新公寓时才发现与他一起生活是多么不同的经历。汤姆随手把衣服扔在床上，把袜子丢在房间的各个角落，将洗浴用品胡乱地放在水槽旁边。他们的作息习惯也不同。汤姆习惯早上回邮件，8点开始工作，晚上看看电视，睡前在床上看会儿书。他的饮食方式也与她的不同，他吃得很多。

汤姆经常吃零食。他当时30岁，身高为1.83米，十分消瘦。早晨起床时，他吃两碗麦片，上午10点左右吃零食，接着与实验室里的同事一起吃午餐，一般会点一份30厘米长的三明治。他会在下午3点钟左右喝杯咖啡，晚餐时又会吃掉一盘面食或者一盘肉配土豆。睡前，他还会干掉一大份冰激凌。汤姆偶尔会去跑步，但没有形成习惯。玛莎认为他的运动量太少，为了保持体重，他应该计算每天的食物摄入量。

玛莎想让自己一年后变身为美丽的新娘，她注意饮食，计算摄入的每一种食物的热量。不过，她又想和未婚夫的步调一致。他们经常在晚上一起做一顿大餐，睡前还喜欢一边聊天一边分享一份冰激凌。

幸福的家庭生活过了几个月。有一天，玛莎发现原来的裤子穿不进去了，她这才发觉事态的严重性。她的体重增加了6千克，她不相信自己的眼睛。她说："我只是加了一份冰激凌，而他吃的比我多3倍……他从来不去称体重，可他还是和高中时一样瘦……这不公平。"玛莎的进食量比汤姆的少得多，但脂肪长到了她的臀部和大腿上。她要承受多吃一餐带来的恶果，汤姆却完全不受影响。现在离举行婚礼只有10个月了，她要在更短的时间里减掉更多的重量。

为什么女性比男性更易发胖

生活是不公平的，脂肪也是不公平的，这是真的。女性一直抱怨男性比她们吃得多而长不胖。我估计很多女性对这个现象愤愤不平。与以往一样，现代科学证明这一次女性也是对的。全世界每个大洲、每个种族、每种文化的女性都比男性储存了更多的脂肪。我们单凭食物摄入量无法解释脂肪储存量的差异。不同性别从食物中摄取的脂肪比例大致相同，约为总摄入量的1/3，而在BMI相同的情况下，男性摄入的热量要比女性多。两性在食物消化过程中也存在差异，主要原因是遗传、激素分泌和生化途径等方面存在差异，导致食物被或不被转化为脂肪。

科学家已观察到两性在出生时的差异。西班牙萨拉戈萨大学的研究人员跟踪了4500多个新生儿的脂肪数据，他们测量这些婴儿的身高和体重，并与他们的皮肤褶皱数据进行比对。所有的案例都证明，女婴的皮肤褶皱要比男婴的更厚（即脂肪更多）。无论婴儿高矮胖瘦以及出生时间早晚，脂肪量的主要关联数据就是性别。爱尔兰、法国、比利时和美国也做过类似的试验，得出的结论也是相同的。刚出生时，女性就比男性胖，可能出生前也是如此。

从10岁开始，这一差距进一步拉大。随着青春期发动，女孩的皮下脂肪比男孩的增加得明显。到17岁时，女孩的脂肪总量比男孩的多44%～93%。女孩在青春期每年增加1千克脂肪，而男孩每年只增加0.2千克脂肪，但男孩的体重更重，因为他们的瘦体重更重。

迈克尔·詹森博士是明尼苏达州罗切斯特市梅奥诊所的一名医生，几十年来一直在研究两性在脂肪储存方面的差异。他说："在青春期，女孩在长胖，她们将脂肪重新分配，形成典型的女性脂肪分布特征，而男孩的皮下脂肪明显减少。"这意味着因性别不同而产生的体重差异使我们看起来更像"男性"或"女性"。

"美国国家健康和营养调查"是由美国疾病预防控制中心开展的一个调查项目。他们收集了15912位受试者的资料，调查结果表明各个种族（包括白种人、墨西哥裔美国人和非裔美国人）的女性都比男性能更有效地储存脂肪。研究表明，男性比女性多消耗51%的热量。可能的解释是男性的瘦体重比女性的更重，因此他们需要消耗更多热量。男性的平均瘦体重比女性的重33%，所以同样体重的男性比女性吃得更多，但并不容易长胖。

为什么女性注定比男性更胖呢？答案还是这与激素和生物学有关。脂肪有明显的演化优势，脂肪的存在意味着天下太平、食物充足，女性有足够的营养发动青春期或完成生育过程。正如本书第3章提到的，体脂不够时，女性可能无法启动月经和妊娠过程。

一旦月经来潮，女性体内的脂肪量就会以固定的频率变化。随着雌激素水平下降，孕激素水平上升，女性在月经周期的食欲和脂肪储存方式也会发生变化。在后半个月经周期，女性的雌激素水平下降，她们渴望摄入脂肪和碳水化合物。孕激素水平也在此时达到高峰，促使血液中的甘油三酯储存在脂肪组织中。科学家相信，血液中缺乏甘油三酯会导致女性摄入更多的油脂食物。月复一月，女性渴望吃得更多，逐渐变得肥胖。女性能够减肥是一个奇迹。

女性怀孕时，身体需要更多的脂肪。即使孕妇摄取的热量不变或者更少，她们的体重依然会增加。孕妇即使营养不良，也会增加2.3~5.9千克脂肪。这些增加的体重并非由新陈代谢率降低造成，而与肠道菌群有关。

康奈尔大学的露丝·利和她的研究小组将孕妇的肠道细菌植入无菌小鼠体内，结果发现从妊娠晚期的孕妇体内移植细菌的小鼠比从妊娠早期的孕妇体内移植细菌的小鼠更肥。研究人员还发现，在妊娠期间孕妇体内的菌群发生了复杂的变化。这也可以解释孕妇体重增加的部分原因——怀孕期间肠道菌群增强了消化食物的能力。

尽管孕妇的体重增加，但值得庆幸的是，产后她们的部分脂肪会转化成母乳喂给新生儿。事实上，很多女性因产后喂母乳而快速减肥。母乳对新生儿非常重要。产后妈妈将体内的脂肪转化为母乳，这也证明了女性脂肪的生物学意义：人类的生存和繁衍与脂肪息息相关。

女性比男性储存更多脂肪的另一个原因在于营养再分配。营养再分配是指身体将部分热量转化为脂肪，将剩下的热量转化为其他形式的能量（如糖原）进行储备。每一个个体因体质不同，将摄入的热量转化为脂肪的比例也不同。针对某一个个体来说，转化比例基本上保持不变。

正如第1章提到的，与储蓄类似，营养再分配过程就像每周领100美元薪水，其中20美元自动存入指定账户。如果剩下的80美元现金不够支付生活费，你就必须开拓新的收入来源。无论如何，那20美元都要存入指定账户。人体也与此类似，它会将部分热量转化为脂肪。如果没有摄入足够的热量，你就会想吃更多的食物。科学家还没有找到一种方法可以显著改变营养再分配过程，也就是说当我们想要减小进食量时，人体生物学机制可能使我们的食欲增强。

迈克尔·詹森解释说："当热量摄入过多时，女性和男性的身体反应是不同的。女性在营养再分配方面看起来比男性做得更好，她们可以将血液中更多的脂肪酸转化为皮下脂肪。"

男性也会将摄入的热量转化为脂肪，但转化的脂肪比女性少。仅仅由于这个原因，每年女性就会比男性多增加一些体重。安东尼·奥苏利文是澳大利亚新南威尔士大学圣乔治与萨瑟兰医学院内分泌系主任，他一直在研究两性在脂肪储存方面的差异。他说："你真的只需要将脂肪转化率降低一两个百分点。身体每天摄入大量脂肪，这些脂肪大部分被消耗掉了。因此，我们仅提高一点点脂肪转化率就会增加体脂。"显然，女性就属于这一范畴。女性的脂肪转化率高于男性的，这对女性来说是永远的折磨。

然而，女性之间也存在不平等现象。例如，BMI相同的亚洲女性的脂肪比白人女性的更多，非裔美国女性的内脏脂肪比白人女性的少，而皮下脂肪比白人女性的多。研究发现，这可能是因为摄入高脂食物后，在新陈代谢过程中白人女性比非裔美国女性更容易将热量转化为脂肪。因此，种族与性别都是脂肪增加的影响因素。

禁食和运动——短期优势

尽管女性比男性更容易储存脂肪，但需要能量时女性也更容易消耗脂肪。迈克尔·詹森检测了经历一夜禁食的受试者血液中的游离脂肪酸水平。他发现，为了满足身体对能量的需求，女性比男性多释放40%的脂肪酸进入血液，但女性在清醒后也能将这些脂肪酸更快地储存在脂肪组织中。事实上，就单位脂肪组织来说，女性可以比男性多储存2～3倍的脂肪。因此，尽管在身体需要能量时女性更容易消耗脂肪，但她们也可以更快地将血液中的脂肪酸合成脂肪。

在长时间运动时，女性消耗的脂肪比男性多。这表明女性的身体更容易在运动中消耗脂肪，而男性则消耗更多的碳水化合物和蛋白质。研究发现，如果给予男性雌激素，则会出现相反的情况：运动中他们的碳水化合物和蛋白质代谢减缓，脂肪代谢加快。

这是个好消息吧？不完全是。女性在跑步机上跑步时，她们应该知道大自然为保留脂肪还设置了一道障碍。运动后，女性比男性吃得更多。詹森说："男性和女性在运动时的反应是截然不同的。男性在运动时额外补充能量方面表现得不好，而女性的总体表现相当不错。如果食物充足的话，女性会比男性补充更多能量（吃得更多）。"他称这种现象为"基本的内置反应"，生物学上的解释是热量过度补偿机理。

来自马萨诸塞大学阿默斯特分校的研究人员对一群超重、几乎经常久坐不动的男性和女性分别进行了测试。他们设计了为期4天的运动计划，检测他们的血液成分的变化，尤其是胃促生长素水平的变化。饥饿感会促进胃促生长素的分泌。他们发现男性的胃促生长素水平在运动后变化不明显，而女性的这一激素水平升高了1/3。当研究人员让这些女性在运动后摄入更多的食物后，她们的胃促生长素水平依然比运动前高25%。

约瑟夫·唐纳利博士在堪萨斯大学研究肥胖症和运动的关系。他说："在运动中消耗能量时，女性吃得更多。我们的试验表明，男女都消耗1700千焦热量时，他们的进食量没有什么变化。当消耗2500千焦热量时，女性明显吃得更多，而男性的进食量没有明显变化。当热量消耗达到一定水平时，女性就会通过多吃补充消耗的热量。"唐纳利博士的研究结论和我们的直觉相反：女性通过运动消耗1700千焦以上的热量时，所得的回报比预期的低，因为食欲增强了。

女性在运动时还有一项指标与男性的不同，那就是运动的有效率。安东尼·奥苏利文说："有数据表明，女性在运动时会比男性消耗更多的脂肪。这听起来似乎有助于女性在运动中减少脂肪，但结果恰恰与此相反。如果女性和男性同样运动1小时，在这1小时里，女性确实比男性消耗了更多的脂肪。但在其余23小时里，女性消耗的脂肪比男性的少。"詹森解释说，男性的肌肉等组织消耗脂肪的能力更强，标准体重的女性的体脂率大约为30%，而同样体重、年龄的男性的体脂率只有15%。这意味着即使男性什么也不做，他们消耗的脂肪也比女性的多。

因此，女性受两个因素影响：运动后她们的胃口更好，脂肪储存能力更强。欧沙文说："不能只看运动那一小时的减肥效果。"女性的体脂率高，她们在运动中消耗的脂肪多。他说："一旦运动结束，她们就会迅速恢复，以更有效的方式……储存脂肪。换句话说，女性在运动后会不自觉地吃更多的食物，而这些食物也会更迅速地转化为脂肪。"因此，女性通过运动减少脂肪的效果比预想的要差。

这个发现真令人抓狂！

高效的脂肪储存对女性来说有好的一面。詹森解释说："好处是女性的这种脂肪分配方式可以使血脂保持在较低的水平，因此女性因血脂水平高而患心血管疾病的风险低。这对健康有利。对男性的忠告是，也许年轻时你不胖，但随着年龄增长，体重增加，即使你和太太一样重，你的健康状况也可能远不如太太的，因为她的脂肪对健康更有利。"

因此，女性的脂肪使她们可以活得更长。这一点对女性来说是好消息！

性别和脂肪分布

性别不仅影响我们有多少脂肪，还影响脂肪的分布。睾酮和雌激素通过血液循环，最后到达脂肪组织。当激素水平随着年龄、怀孕、运动或其他生命活动发生变化时，脂肪会随着激素水平的变化而改变自身，并转移到身体的其他部位。

与女性预想的一样，雌激素将脂肪优先分配至大腿和臀部，形成下半身肥胖的梨形身材。而睾酮则将脂肪分配至腹部，塑造了男性典型的啤酒肚。身体与激素的相互作用受遗传的影响，最终决定了脂肪储存的位置。

性激素对脂肪的影响很大。当男性被给予雌激素时，即使他们摄入的热量与以前一样，他们的总体重也会增加。他们不仅仅增加脂肪，而且增加脂肪的部位也与以前不同。他们增加脂肪的部位与女性的相同——大腿和臀部。女性受试者也出现了类似的现象：由女性变为男性的变性人服用雄激素后，他们的臀部和大腿的脂肪减少，与以前不同的是，腹部脂肪增加。即使激素出现微小的变化也可能对脂肪产生显著的影响。

男性在腹部形成的内脏脂肪比女性在臀部和大腿形成的皮下脂肪更不健康。胃壁下的脂肪可能包裹肝脏、消化道和其他消化器官，阻碍其正常发挥功能，同时还容易引起炎症。而女性的脂肪储存在皮下，最多只会让她们长胖。

随着年龄增长，女性体内的雌激素水平下降，你可能认为她们终于可以喘口气，不会再因激素水平而长胖，但你错了。女性在更年期会变得更胖，而且会出现"男性肥胖"现象。她们的腹部变得更大，形成更不健康的内脏脂肪。她们的体形变成梨形和苹果形的综合体，这听起来似乎不可能，但实际上就是这样。一项研究表明，绝经后女性的皮下脂肪比未进入更年期的女性的多49%。女性的脂肪存储机制在绝经后发挥更有效的作用，即脂肪消耗得更少，储存得更多。部分原因是绝经后女性要依赖脂肪产生雌激素，这也许可以解释人体提高脂肪储存率的原因。随着年龄增长，男性的脂肪分布也会发生变化，多余的脂肪不仅存在于腹部，也分布于后背和颈部。

颈部脂肪！至少这听起来公平一点。

鉴于以上分析，我们不难看出女性减肥比男性更难。女性吃得更少，却得到比体重相同的男性更多的脂肪。为了减轻同样的体重，女性必须比男性摄入更少的热量。对那些减肥多年的女性来说，这不是什么新鲜事，看看她们周围的男性都在大吃大喝就知道了。

怎么变得像男性一样苗条

当然，并非所有女性都愿意接受易胖的命运。有些女性（如谢里·温斯洛等）愿意采取一些极端的方法。谢里的身材匀称、美丽健康。她披着一头及肩的金发，面容清瘦。从30岁至40岁，她参加各项健美比赛。女性的体脂率通常为25%～31%，而谢里训练时的体脂率在15%左右。她是怎么做到的呢？

在职业生涯的巅峰时期，谢里每天训练大约3小时，每周训练6天，每周花费200美元请一位教练监督她进行严苛的训练。她于每周一、周三、周五早上和周二、周四、周六的晚上进行训练，这样可以不妨碍日常工作。她每天的主要训练内容是1小时高强度心肺训练和90分钟密集的负重训练（背部训练、卷腹、深蹲、仰卧推举、肩部推举和腿部推举）。她的教练要求严格，她会坚持训练，直到肌肉酸痛练不下去为止。每次训练时，她都汗流浃背、疲惫不堪。不过，看到一块块肌肉慢慢凸起，线条清晰可见，她觉得一切付出都是值得的。

谢里要将体脂率降到非常低的水平，使比赛的评委能清楚地看到她的肌肉。同时，她还要让肌肉量显著增加。不断增长的肌肉需要足够的营养，但又不能有太多热量，她要消耗体内的脂肪。她的生活的一个重要内容是饮食规划。

完成几小时的训练和日常工作之后，谢里还要购物和做饭。通常她会用鱼片或瘦肉做主菜，配上糙米饭和水煮蔬菜，然后将它们分成5份作为第二天的食物，用餐的间隔时间也是相同的。每份食物刚刚可以让她吃饱，而又不会摄入过多热量产生脂肪。自己做饭可以让她控制食物的"纯净性"，也就是说既没有过多的油脂，也没有用多余的调味料和外面卖的熟食中所放的添加剂。她在瘦身饮食中还添加了蛋白质奶昔、各种维生素和其他营养补充剂，保证有身体所需的一切营养成分。她采用这种饮食法需要付出很大努力，但回家照镜子看到新的肌肉线条显现出来时，她觉得付出一切努力都是值得的。

经过一年强化训练，谢里的体脂率达到了14%，可以参加比赛了。为了表现肌肉的美感，她买了美黑喷雾、闪亮的比基尼、11厘米的高跟鞋和身体油在比赛时使用。在舞台上，她紧张得浑身发抖，无法克服紧张的心理。不过，当比赛进行到一半时，她一边摆出各种造型，一边感到兴奋。她说："站在舞台上那一刻的感觉真好，因为曾经那么努力地付出过。我只需面带微笑摆出造型就可以了，剩下的都交给评委。"谢里赢得了那次比赛的胜利，获得了参加总决赛的资格。她说："我感受到巨大的喜悦，就像完成了一项艰巨的任务！"

谢里现在不再参加健美比赛，她是圣迭戈的一名私人健身教练和营养师。她一般不把自己的训练计划推荐给客户，而是根据他们的生活和身体状况制订体重控制计划。谢里说："重要的是设定一个切实可行的目标，有些体质的人更容易减肥。你应该了解你是哪种体质，根据体质设定目标，并制订相应的训练计划。"谢里承认女性将体脂率降到14%需要努力训练、全力以赴才能达到，几乎没有什么空闲时间做其他事情。值得庆幸的是，她并不要求她的女性客户达到这一目标！

他说与她说

女性的脂肪比男性的多，这是大自然的设计，但这是否表示女性都会超重？答案是否定的。不过，这一设计意味着体重相同的女性与男性摄入的热量之比可能不是1：1，甚至不是1：2。尽管女性控制饮食和参加运动所产生的减肥效果没有男性那么立竿见影，但理解两性在这方面的不同有助于女性坚持控制饮食，坚定信心。

男性和女性除了存在生理差异，心理差异也是很重要的考虑因素。许多人都对两性对待减肥问题的态度的差异深有体会。谢里·温斯洛说："男性客户减肥的愿望更强烈。他们不是与朋友打赌，就是将减肥看成一场比赛。他们来我这里大多是因为想在运动中表现得更好，或者在某些方面取得胜利。女性每天要面临很多挑战。很多女性客户要照顾家人、打理家务，总是把家人的需求放在自己的需求之前。她们每天围着灶台转，做孩子们喜欢吃的食物，陪孩子们吃饭，连购物都是挑家里人爱吃的食物买。女性要对自己好一点，给自己留一点时间和空间。"女性要保持体形就得"自私"一点。

温斯洛还注意到一个根本区别——女性不肯原谅自己犯的错误。她说："如果女性犯下一个错误，在节食过程中破戒，那么她们就会松懈下来，继续犯一个又一个错误。破戒一次，她们就可能放弃整个计划，停止节食。男性客户则不同，他们即使前一晚喝了一瓶啤酒，转头想想'那又怎样，不就是一瓶啤酒嘛'，然后又回到减肥计划上来。"谢里为此在她的教学中增加了咨询和劝说环节，鼓励女性回来继续训练。

事实上，研究表明，45岁以上的女性长期减肥的一个最大失误是二分法思维，她们认为所有事情都是非黑即白、非此即彼，而不去感知事物的多面性。比如，她们会想："如果这门课拿不到A，我就挂了。"节食的人也有类似的想法。比如，她们会想："我破戒了，吃了一个冰激凌。我节食失败了，看不到再继续下去的必要。"她们不会这么想："不就是个冰激凌嘛，我继续节食就行了。"

带有二分法思维的人对自己不太满意，认为减肥的效果不理想。这种消极情绪只会加大节食的难度，使他们在减肥初期就面临失败的风险。研究发现，女性比较容易出现这种心态，体重在开始减轻没多久就会反弹。这种心态不仅对控制体重不利，还会导致抑郁、饮食失调和抗压能力差。

迈克尔·詹森说："我在临床实践中观察到，接受女性的咨询或与她们一起讨论食物问题时，她们表现出来的多是个人情感问题，这与男性有很大不同。对男性来说，吃得太多只是饮食问题。他们会说：'医生，那顿饭的味道不错，所以我多吃了点。'但是，对女性来说，享受食物的过程还与舒适度、减缓压力等饮食以外的事情相关，这与绝大部分男性的表现不相同。"为了处理这类问题，詹森专门请来行为学专家为女性讲解认知重组理论，帮助女性在饮食之外找到释放压力的方法。詹森说："行为治疗对女性非常重要，而对男性来说并非必要。我给女性客户推荐一些相当不错的行为治疗专家，他们会提供独特的方法帮助她们不再以食物作为减压工具。采用这些方法可以迅速见到成效。"

设定一个有意义的目标还可以决定女性能否减肥成功。这不是说你可以穿上高中时的比基尼，那既不现实也没必要。利贝尔和罗森鲍姆的研究表明（参见第5章），我们的身体随着年龄增长而不断变化，一旦体重增加，脂肪代谢就可能永久改变。每次设定一个小目标，更容易实现，也离成功更近，女性受到鼓舞后更容易坚持减肥。

设定一个真正有意义的目标很重要。谢里·温斯洛说："许多女性告诉我'我是为丈夫而减肥'或者'我减肥后与朋友们在一起时看起来更漂亮'。女性要为自己而活。如果你的目标是'我必须这样做，不然我就死了'，那么你就更容易坚定信念达成目标。"诚如本书第2部分所述，为了健康而减肥，这是节食能够坚持下去的最强劲的动力之一。

唉，女性应该让自己休息一下。詹森说："我总是听到女性患者说：'我和我的丈夫都在节食。他减了不到10千克，我减了不到5千克。这是怎么回事呢？'"詹森鼓励她们设定一个容易实现的目标，他说："女性的脂肪对健康更有利。换句话说，女性在清除血液中的脂肪方面比男性表现得更好。一般的观点是BMI应该在22左右，即使你的BMI是26，可能你也不需要为减肥而全力以赴。健康才是重中之重。"

婚礼和超越

在玛莎准备参加婚礼的这一年，她努力让自己少吃多运动，但腰部赘肉还是没有减掉。看起来不管她怎么努力，只要偶尔在睡前多吃一份冰激凌就会令体重反弹。经过一年努力，她的体重只减少了2千克。她灰心丧气，只好准备了一件比原来预想的大两号的婚纱在婚礼上穿。汤姆在礼坛边迎接她。他看到的就是她本来的样子，也喜欢她的这个样子。对他来说，体重从来都不是问题。结婚15年之后，终于轮到玛莎笑了。曾经苗条的汤姆现在也有了啤酒肚，脖子也开始长肉了。

第 9 章
脂肪会聆听

阿丽安娜·格林是美国旧金山的一位雄心勃勃的房地产经纪人。她新入行，要发展客户，树立口碑，这意味着一周要工作7天。为了开拓新事业，她做了充足的准备。随着时间推移，她的工作渐渐有了起色。阿丽安娜是位美女，身高为1.78米，金发蓝眼，颧骨高高。她的母亲是个时装模特，阿丽安娜继承了母亲的美貌。美女当然是有优势的。

阿丽安娜在40多岁时开始长胖。她以为是新工作的压力大、四处奔波、饮食不规律造成的。后来，她因为膝盖受伤休息了一段时间。过去她的体重很快就能降下来，然而这次不同了。现在脂肪不知道从什么地方冒了出来，而且似乎决定留下来不走了。她的衣服变得不合身了，得去换个更大的码数，而6个月之后这种情形再次出现。她的体重以前增长得没有这么快，她感到沮丧，而且困惑。50岁时发生的一件事让她感到震惊，阿丽安娜看到了一张自己在坎昆[1]度假时的快照。

她说："我绝对有肥胖症，但真没想到自己这么胖了。"

---

[1] 坎昆是墨西哥著名的国际旅游城市。

在另一片大陆上，迈克·汉森的身体出现了同样的状况。他是悉尼的一位软件工程师，需要经常出差，从澳大利亚飞到美国或者中国，工作强度大。迈克早已习惯忙碌的工作。多年来，他在与硅谷工程师的竞争中表现出色。人到中年，情况似乎有点不一样了。他的腰部肥硕滚圆，像套了个轮胎，让他时常感到乏力。高强度的工作让他疲于应付，更糟糕的是50岁时妻子离开了他。那段时间，他承受了巨大的压力，已经到了忍受的极限。他突然患上了抑郁症，身体的其他部位也开始变胖。

迈克和阿丽安娜做错了什么？他们忽视了身体衰老的事实。随着年龄增大，人们的激素水平下降，面临的压力不同，身体也会发生变化。让人灰心的是，随着年龄的增长，体内更容易堆积脂肪，减肥也更难。最糟糕的是，脂肪出现在奇怪的部位，在此之前脂肪并不会堆积在这些部位。

不同的年龄，不同的脂肪

不同年龄的人体内的脂肪负有不同的责任。人们越年轻，脂肪对健康越有利。婴儿的大部分脂肪是棕色脂肪，它消耗热量，帮助维持体温。在婴儿离开母体进入一个不确定的世界时，脂肪的主要功能是维持体温恒定，保证生命安全。人类在婴儿时期的棕色脂肪的比例是最高的。当婴儿摔倒或撞伤时，脂肪还可以起缓冲作用。随着婴儿长大进入幼年，棕色脂肪的比例减小，白色脂肪的比例逐渐增大。

当我们长到十几岁时，脂肪再次改变功能，在青春期发育过程中起重要作用。它通知脑部身体已为繁衍后代做好准备，从而有助于青春期的发动。如果体脂率不达标，青春期发育就会延迟。正如第3章所述，脂肪调控月经周期的一种方式就是分泌瘦素，瘦素在维持月经周期的规律性方面发挥作用。脂肪调控月经周期的另一种方式是分泌雌激素，这种激素在人类的生长发育过程中也起重要作用。当女性准备生育时，她们体内的脂肪比男性的多。

脂肪和雌激素达标是女性怀孕的两个必要条件。女性的脂肪量必须达到一定水平，既不能太高也不能太低。在女性怀孕期间，脂肪继续增加，部分脂肪将在哺乳期转化为乳汁。哺乳期女性体内的脂肪用来哺育下一代。

到这一阶段为止，女性的脂肪看起来都算正常。当我们步入中年后，一切又发生了变化。当我们接近40岁时，以前体内正常分泌的3种性激素（雌激素、睾酮和孕酮）的水平开始降低。不巧的是体内脂肪也突然成了麻烦。过去脂肪存在的部位看起来还不错，但如今它转移到以前没有脂肪的部位。男性的脂肪堆积在腹部、下背部和颈部，女性的脂肪则堆积在腹部、大腿、臀部和乳房。

随着我们的年纪越来越大，脂肪量达到一生中的峰值。50岁到60岁通常是我们一生中体重最重的时期，也是减肥最困难的时期。许多从小身材就苗条的人在这时突然出现了体重问题，需要控制体重。他们问："到底发生了什么呢？"

脂肪会聆听

我们知道脂肪会与身体对话（见第2章）。它派出信使，通过化学物质（如瘦素等）将信号传输到脑部、骨骼和生殖系统。脂肪除了与身体对话，它还会聆听。脂肪的这一非同寻常的功能很早就被研究人员发现，这比研究人员发现脂肪的对话功能还早几十年。

1969 年，美国国家卫生研究院的佩德罗·夸特雷卡萨斯博士开展了一项试验，他将脂肪细胞和胰岛素结合后，发现胰岛素使脂肪细胞的行为发生了变化。当胰岛素存在时，脂肪细胞将更多的葡萄糖转化为脂肪。

为了了解胰岛素为什么会使脂肪细胞做出这样的反应，夸特雷卡萨斯博士多次修正试验。经过一番研究后，他认定脂肪细胞表面存在一些受体，这些受体只与胰岛素结合。一旦胰岛素与受体结合，脂肪细胞的行为就会发生变化，合成更多的脂肪。这些受体就像脂肪细胞的"耳朵"，用于收集身体传来的信息。脂肪与身体之间的交流通过一条双向通道进行，这些受体就是这条通道的一部分。脂肪对身体"说话"是通过分泌瘦素或脂联素等激素（参见第2章和第4章）进行的，而身体对脂肪"说话"则是通过将激素输送到脂肪细胞进行的。脂肪细胞上的胰岛素受体是脂肪细胞的"耳朵"，它们"聆听"胰岛素（来自胰腺）传递的"信号"并发送指令给脂肪细胞，让它们吸收葡萄糖合成更多的脂肪。

不久，其他受体也被科学家发现。密苏里大学医学院的托马斯·伯恩斯博士和他的研究团队发现，脂肪组织中还分布着一类能与肾上腺素结合的受体，它们的作用是向脂肪细胞传递消息，分解脂肪并将其转化为能量。如果你看到一只熊，肾上腺素就会通知脂肪细胞："不要再囤积能量了！马上利用脂肪！跑！"脂肪细胞收到这一信号后开始释放游离脂肪酸作为能量供身体使用。

几十年来，科学家陆续在脂肪组织中发现了一些在人体内起重要作用的激素受体，相应的激素包括甲状腺激素、生长激素、雌激素、睾酮和孕酮。这些激素都向脂肪细胞传递信号，指示何时该分解或合成脂肪。

当我们年轻时，体内分泌的这些激素足够多。它们的作用是促进组织生长，触发生殖系统启动，加快新陈代谢，使年轻人更快地减轻体重并保持体重稳定。当我们步入中年后，生殖系统不需要再启动。从生物学角度来说，它们的使用期限已经被延长了。此时，以上提到的大部分激素的分泌量会下降，这意味着传递到脂肪细胞的分解脂肪的指令的效力大打折扣。由于身体通过激素的信号传导途径消耗的脂肪减少，我们不可避免地会发胖。

另一种激素——皮质醇的分泌量随着压力和年龄的增大而增加。皮质醇由肾上腺分泌，人体在面对压力时会分泌皮质醇进行应答，它一般与腹部脂肪有较大关联。这些激素的变化共同作用，使人更易长胖。这样的事情在我们的眼前发生，即使人们吃得不比年轻时多，也更容易长胖。

快到更年期时，女性往往会出现体重增加现象。这个阶段。她们的激素水平明显下降，卵巢功能减退，雌激素、孕激素和睾酮分泌量减少。雌激素水平下降导致进食量增加，脂肪消耗减少，脂肪堆积的位置也转移到腹部，更不要提面色潮红、精力不济等其他症状了。此外，由于卵巢分泌的雌激素减少，身体开始依靠脂肪合成雌激素。脂肪是绝经后女性体内雌激素的主要来源。科学家猜测，这种依赖性是绝经后女性比男性更难减肥的原因之一。

另外，孕酮水平也明显下降，从而改变了黄体酮和雌激素的比例，出现一种称为"雌激素占优"的疾病。它的症状为烦躁、抑郁、睡眠质量差、水潴留、食欲增强和爱吃甜食。这与经前综合征的症状类似，不同的是它会持续多年。

睾酮是一种对男女来说都非常重要的激素。这一阶段，它的分泌量也减少了，使瘦体重减轻，能量代谢放缓，最终导致新陈代谢率降低。尽管我们倾向于将睾酮视为男性激素，但在一个月的大部分时间里女性体内的睾酮水平都高于雌激素水平，当然绝经后期和绝经多年以后也是如此。

信号放大

阿丽安娜·格林经历了中年激素水平变化，那段时间她体内的脂肪迅速增加。她回忆说："我在一生中的大部分时间都很苗条，体重可能上下浮动5~7千克，也有断断续续的节食过程，但这都没什么。可是突然间，我的体重开始迅速增加。"

阿丽安娜的体重增加的部分原因在于工作时间长和运动少。当激素水平变化时，生活方式产生的效果就被放大了，这两种因素叠加在一起产生了巨大的影响。阿丽安娜说："50岁时，我发现体重突然增加，还遇到了很多情绪问题。我无法理解到底发生了什么事。"

阿丽安娜不知道怎么办，她只能艰难地继续生活，默默地忍受身体的奇怪变化。她以为她骗过了自己，然而当她看到自己穿着泳衣的照片时，那个决定命运的时刻就到来了。

过去几年，阿丽安娜的体重已经增加了50千克以上，现在体重高达143千克。采用各种节食方法，她能减掉7～10千克，但体重会慢慢反弹。在看到自己的泳装照后，阿丽安娜认识到她必须做出不同于以往的决定。她曾经是一位美丽的女性，此刻她才意识到自己的生活方式多么糟糕。

不过，她不确认自己除了再开始一次注定要失败的节食外还有什么可做的。后来，一位朋友问她是否愿意考虑使用生物同质性激素，这些激素是按照人体内的激素人工合成的。这种方法听起来有点极端，不过对阿丽安娜来说只能放手一搏了。

医生给她做了测试。阿丽安娜回忆道："医生说我体内的激素水平非常低，激素几乎完全消失了。我出现诸如体重增加、情绪困扰、意识模糊、筋疲力尽等症状也就容易理解了。"她努力摆脱这些症状。她说："我已经到了精神不正常的地步。"

她意识到减肥是一个很大的挑战。控制体重没有一劳永逸的办法，肥胖症是一种需要每天关注的慢性疾病。阿丽安娜说："这位医生告诉我余生都要注意控制体重、防止肥胖，第一次有人跟我说这样的话，我真是大开眼界。"

阿丽安娜决定尝试激素替代疗法，她第一次使用人绒毛膜促性腺激素。它是由胎盘分泌的一种激素，具有抑制食欲、将脂肪转移到对身体更有益的部位等作用。接受激素替代疗法治疗后，她发现体重开始迅速减轻，一个月减掉5～7千克。她很快又尝试其他激素（如甲状腺素、孕酮、睾酮、生长激素和雌激素等）替代疗法。她的医生设计了一整套方案，使她的激素恢复到几年前的水平。

整套治疗方案帮助她抑制食欲，提高新陈代谢率，稳定情绪，还将她的饮食和运动调整到最佳状态。她减掉了45千克，可见激素的作用多么强大！在一次采访中，她说："我现在离目标还差13千克。我不会一直采用激素替代疗法，但至少目前它是有效的。"

有些处于更年期的女性认为可以通过服药缓解痛苦，她们尝试服用避孕药来对抗激素水平降低带来的问题。安东尼·奥苏利文在新南威尔士大学圣乔治与萨瑟兰医学院研究新陈代谢问题，他做试验比较了两种雌激素给予疗法的不同效果，其中一种是经皮肤补充雌激素（贴一种膏药，让它透过皮肤释放雌激素），另一种是口服雌激素药片。他发现口服药物的女性堆积的脂肪比贴膏药的女性更多。试验发现口服药物的女性餐后的脂肪氧化率低，在研究结束时体重增加了2千克。这表明口服的雌激素药物被肠道吸收，经肝脏代谢进入血液循环。身体对此做出应答，一种称为性激素结合球蛋白的蛋白质在血液中吸收多余的雌激素，同时也吸收睾酮，使这两种激素的水平均下降，最终导致脂肪进一步增加。

不只是女性能感受到激素的影响，正如前文所述，男女都会分泌睾酮和雌激素，区别在于男性分泌的睾酮比女性分泌的睾酮多得多。睾酮对体重管理来说非常重要，因为它有助于肌肉生长，使肌肉量保持稳定。它还有分解脂肪和增强体能的作用。当睾酮分泌量随着年龄的增长而减少时，瘦体重和肌肉张力也随之减小，此时男性易疲倦，而且腹部脂肪增加。因为肌肉消耗的热量比脂肪消耗的热量更多，当瘦体重和肌肉张力减小时新陈代谢进一步减缓，这是一个脂肪生成脂肪的恶性循环。一旦进入这一循环，就需要付出巨大的努力才能摆脱它。

迈克·汉森第一次经历睾酮循环。像阿丽安娜·格林一样，随着年龄和压力增大，迈克的体重迅速增加。同时，他的睾酮水平相应下降，使他变得更胖。迈克认识到这对他很不利。他回忆说："我在服用传统的抗抑郁药，感觉太糟糕了。吃药让我的体重增加，我感到倦怠，而且不开心。"他认为吃快餐店卖的汉堡和薯条比做一顿健康的晚餐容易得多，而且他每天也不怎么运动。他意识到自己必须改变，但缺乏跳出泥潭的勇气。

一位朋友建议迈克进行激素水平检查，一位专家检查后建议他调整激素水平。

迈克开始使用睾酮促分泌剂和雌激素拮抗剂。他说："做这个决定的主要原因是我现在50岁，而孩子们都还小。为了他们，我也要活到70多岁。"在接受激素治疗8周后，迈克发现有效果。他说："我看待事情的态度改变了，专注力也提高了。我可以集中精神做事，感觉神清气爽、精力充沛。"睾酮的分泌量增加使他感到精力倍增。他不再边看电视边吃快餐，而是选择做运动，下班后准备一顿健康的晚餐。迈克说："这是一个良性循环。我一周参加4～5次瑜伽课程，开始每天做简单的健身操。我确实更加注重饮食健康。"接受激素治疗后，迈克经过18个月的努力，将体重从最高时的92千克降到了72千克。他不再服用抗抑郁药，整个人感觉好多了。

迈克经过激素治疗后还有个令人惊喜的变化，就是他学会了理解女性。他说："当我服用睾酮促分泌剂时，我想：'哦，天啊，我看起来不错！我感觉好极了。我坚持锻炼，我很性感。'过了几天，我醒来后边照镜子边想：'哎呀，我看起来好胖啊！'后来，我将这些想法与雌激素联系在一起，雌激素过多使我感到自己很胖。我终于理解了当前妻和女朋友说'我觉得我今天胖了'时她们是怎么想的。我恍然大悟，这是雌激素的作用！"迈克发现激素影响我们对世界的看法——如何看待自己和他人。迈克更理解女性的心理，这让他的女朋友感到欣慰。

睾酮也许是我们分解脂肪最有力的武器。一份发表在《新英格兰医学杂志》上的研究报告表明，即使不做任何运动，试验组男性每周被给予600毫克睾酮并持续10周，与没有给予睾酮的对照组相比，他们的瘦体重增加明显。在另一项试验中，试验组男性每周接受睾酮治疗并持续10周，与另一组没有接受睾酮治疗而在健身教练的指导下每周参加3次力量训练的受试者相比，他们的瘦体重增加得更多。研究表明，即使没有做任何运动，由于体内分泌足够的睾酮，男性也能分解脂肪、增加肌肉。由于男性分泌大量睾酮，他们在体重管理方面比女性有更大的优势。但不幸的是，所有人的睾酮分泌量都会随年龄增长而减少。

体重的另一个重要影响因素是脑垂体分泌的生长激素，它也会随着年龄的增长而减少。生长激素水平影响儿童的生长发育，因此受到人们的普遍关注。实际上，它也促进成人的瘦组织生成和脂肪分解。当它的分泌量减少时，脂肪就会堆积。

甲状腺素的分泌也会随年龄增长而减少，但速度缓慢一些。这种由甲状腺分泌的激素的主要作用是调节新陈代谢和体温。这一激素水平随年龄增长而降低的速度比生长激素和性激素水平降低的速度慢，但对那些患有亚临床甲状腺功能异常的人来说，体重控制变得更加困难。

如何正确看待激素替代疗法

在慢慢衰老的过程中，我们要不要听任脂肪摆布？不一定。我们可以采取措施减少脂肪堆积，其中一种方法是像阿丽安娜和迈克一样接受激素替代疗法。

卡隆·鲍尔博士是旧金山的一位漂亮且精力充沛的激素替代疗法医师。她说："我刚从医那段时间，很多人向我陈述同样的症状。他们发现体重增加，容易倦怠，全身乏力，下班后精力不济，失眠多梦。他们不是真的抑郁，而是兴趣不高。我不知道选择哪种治疗方案，只能缓解部分症状，如给患者开一些抗抑郁药或安眠药，但不能从根本上解决问题。"

鲍尔博士进入一个新的专业领域——抗衰老药物临床实践。开发这类药物的目的是让人们长寿，让人们由内到外焕发青春。激素替代疗法就是采用这类药物进行治疗。她解释说："这是鸡生蛋、蛋生鸡的问题。随着人们慢慢衰老，他们的睾酮和生长激素水平均会下降，从而导致体重增加。这又会引起激素水平进一步下降，造成体重循环增加。一些医生告诉患者，如果他们注意饮食、经常运动，随着体重减轻，他们的睾酮和生长激素水平将会升高。这种说法有一定道理，但不能阻止激素水平呈螺旋式下降的趋势。因此，我们可以通过医疗手段进行干预，提高激素水平。"鲍尔解释说："人们接受激素补充治疗后感觉良好，精力充沛，可以参加运动，有体力做一顿健康的晚餐。激素还有助于减轻运动引起的肌肉酸痛，缩短恢复所需要的时间，缓解连续运动带来的疲劳感。她说："随着活动量增加，机体自身分泌的激素增加。如果人们坚持运动、健康饮食，达到他们的目标体重后，不再需要治疗也能恢复健康。"

然而，激素替代疗法是有风险的。即使使用天然雌激素，也会增加女性生殖系统癌变的风险，同时还可能增加出现血凝块的风险。2014年美国食品药品监督管理局建议限制使用睾酮替代药物，因为研究显示男性在服用这类药物后患心血管疾病（如心脏病等）的风险增加。注射生长激素也可能增加患糖尿病的风险。显然，激素替代疗法需要在经验丰富的专科医生的指导下使用，他们可以根据个体情况选择是否采用这一疗法。

迈克·汉森还警告说："（激素替代疗法的）一个问题是，你觉得自己可以征服全世界，可是身体的其他部分会拖后腿。你感觉自己还是30岁，结果很容易让身体透支。现实是你不可能真的像30岁时那样精力充沛。我在运动中拉伤肌肉后才发现这个问题，在接受激素治疗前我的运动量绝没有这么大，当时我带着一个两岁大的孩子都不敢上游乐场的攀爬架。运动后必须做拉伸，运动时必须一点一点增加强度。"

目前，通过激素替代疗法延缓衰老并未被医学界广泛接受。尽管几十年来女性服用雌激素以缓解更年期症状，但要全面评估激素替代疗法对减肥的功效，还需要大量的研究和有说服力的数据支持。总之，激素替代疗法是医学上的减肥方法之一，它与服用减肥药和手术减脂的方式类似，都存在潜在的风险。正如鲍尔所说，采用激素替代疗法的最好方式可能是短期内用该疗法将身体转入健康轨道，此后用更自然的方法继续保持健康。

自然地放大信号

幸运的是，我们可以在没有医生的指导下一定程度地提高激素水平，其中一种自然的方式就是运动。如果我们能克服体重增加引起的倦怠感，每周至少运动3次，每次运动45分钟，也可以促进某些激素的分泌。位于希腊色雷斯地区的德谟克利特大学的萨瓦斯·托克马基季斯让一群男性做4组抗阻训练，每组包括深蹲和腿部推举各8次。他发现运动后他们的睾酮和生长激素水平明显升高。美国马萨诸塞州战士体能研究处的布拉德利·宁德尔和他的团队发现，2小时有氧运动可使生长激素水平得到显著提升，时间持续24小时。

运动还会提高脂联素水平，这种激素由脂肪组织分泌，它的作用是将脂肪由内脏转移到四肢和臀部。它还可以提高胰岛素敏感性，从而降低血糖和甘油三酯水平。这些激素还有一个额外的作用：它们不仅能分解脂肪，还会使瘦组织的重量增加，进而提高新陈代谢率，即使在静息状态下也能消耗更多热量。

运动的缺点是可能产生饥饿感，导致晚餐时过度进食。卡隆·鲍尔建议他的患者开始运动时慢慢增加强度，他说："人们开始运动时经常拼尽全力，连自己都感到惊奇。我告诉他们进度要慢一点。虽然激烈的有氧运动（如跑步或者动感单车等）可以消耗脂肪，但也会增强食欲，摄入的热量可能抵消艰苦运动消耗的热量，甚至比消耗的热量更多。负重训练可以增加肌肉量，提高新陈代谢率，这对体重控制非常重要，但是它不会减轻体重。我建议每天步行一小时，这样不但可以消耗多余的脂肪，食欲也不会增强。同时，保证每周参加2～3次中等强度的负重训练，以增加瘦体重。身材变得更好之后，再加大训练强度。"

每天吃什么以及吃多少都会影响我们的激素水平。糖和脂肪均可降低生长激素水平。这意味着吃大量的芝士蛋糕或其他高脂甜点不仅可使血脂水平升高，还会削弱身体消耗脂肪的能力。这在脂肪生成脂肪的过程中是一种双倍惩罚。少吃甜食不但有助于增强体力，还能减轻由于胰岛素清理血液中的营养物质而引起的饥饿感。轻度运动后摄入10克蛋白质，或者剧烈运动后摄入20克蛋白质，可以有效地抑制饥饿感，在食物中增加足够的益生元也有同样的效果。

不吃东西也会使燃脂类激素水平升高。许多健身运动员和爱好者自愿进行间歇性断食。血糖水平降低，触发体内分泌燃脂类激素，如肾上腺素和生长激素。生长激素的分泌高峰期在晚上。间歇性断食的作用强大，部分原因是它延长了夜晚断食的时间，也就是延长了起燃脂作用的生长激素的分泌时间。

健身教练通常会建议女性断食16小时（包括睡觉时间），男性断食14小时。这意味着一天内有8小时（女性）或10小时（男性）摄取均衡的营养，其余时间（包括睡眠时间）不进食，以延长生长激素的分泌时间。断食还可以让身体分泌胃促生长素，有研究表明它还可以进一步刺激生长激素的分泌。因此，持续的饥饿感可以减少脂肪，不过要坚持下来并不容易。

长时间睡眠也能促进脂肪分解。研究表明，缺乏睡眠会提高胃促生长素水平，降低瘦素水平，让你不易获得饱腹感。还有研究指出，晚上睡眠时间不足6小时会增加患肥胖症的风险，这与胰岛素敏感性低有关，是糖尿病的早期症状之一。因此，缺乏睡眠会让你产生饥饿感，减弱饱腹感；长期睡眠不足会增加患糖尿病的风险。

吃塑料的男子

并非只有年龄、不良的饮食习惯和失眠会造成激素分泌紊乱，环境也是影响因素之一。外源性雌激素是环境中存在的一类产生类雌激素作用的化学物质。根据鲍尔博士的介绍，食物中的外源性雌激素可以产生类似避孕药的效果，这类化学物质经肠道吸收进入肝脏，使性激素结合球蛋白水平升高。性激素结合球蛋白不但可以与外源性雌激素结合，还可以与人体自身分泌的睾酮结合。体内睾酮水平较低的人的体重更易于增加。

　　鲍尔说："我知道环境中有很多内分泌干扰物。如果我在检查患者时发现他们的雌激素过量导致睾酮水平过低，就会和他们讲解"4P危害"。4P是指"plastic"（塑料）、"preservative"（防腐剂）、"produce"（农产品）和"pesticide"（农药）。塑料通常含有双酚A和邻苯二甲酸酯，而护肤品中经常使用防腐剂。一些植物（特别是大豆和亚麻籽等）则含有较多的植物性雌激素，人们以非有机方式种植农作物和饲养牲畜时通常会使用人造雌激素类农药。我建议使用玻璃制品替代塑料制品，购买不含防腐剂的产品，食用有机食品，限制大豆和亚麻籽的摄入量。"

　　鲍尔的一位患者曾受到外源性雌激素的困扰。杰里是一位非常活跃的41岁男性，他喜爱滑水、足球等多项体育运动。他喜欢冒险，热衷于蹦极、跳伞等极限运动。有一天，他注意到自己的腹部有了脂肪，认为这不正常，因为他并没有改变饮食，也没有减少运动量。他加大了训练量，但还是未能减少腹部脂肪。同时，杰里还注意到自己的情绪发生了变化。他不再对工作感兴趣，更重要的是他也不再想从直升机上一跃而下玩跳伞。

　　鲍尔给他做了身体检查，并检测了他的激素水平，结果发现他的睾酮分泌、生长激素分泌、雌激素分泌和甲状腺功能看起来都正常，鲍尔说："他的睾酮分泌是正常的，但性激素结合球蛋白水平很高，这影响了睾酮水平。他出现了睾酮缺乏症的早期症状。一定有什么物质引起他体内的性激素结合球蛋白水平升高。"

　　鲍尔与杰里一起查找可能的外源性雌激素。他们通过问卷调查和讨论等方式找到一些线索。杰里最近刚刚结婚，他的新婚妻子每天晚上为他准备晚餐。她做完晚餐后会把尚热的食物盛入一个塑料饭盒中，然后放到冰箱中冷藏一晚。第二天杰里带着饭盒到办公室，在微波炉里热一下吃。鲍尔说："塑料制品在高温下会释放外源性雌激素，如双酚A和邻苯二甲酸酯，这些物质还可能迁移到食物中。杰里最近接触这类外源性雌激素是他的性激素结合球蛋白水平过高的原因。"过量的性激素结合球蛋白不仅吸收雌激素，还吸收血液中的睾酮，导致他的精力不济、体重增加。

鲍尔说："我告诉他将塑料饭盒改为玻璃饭盒，几个月后他的性激素结合球蛋白水平降低，可利用睾酮水平升高。其他方面都没有变化，他实际分泌的睾酮量也没有变化，但将塑料饭盒改为玻璃饭盒后，睾酮缺乏症的早期症状消失了。"杰里的这一小小改变不但使他的体重下降，而且状态回升。他又恢复体育锻炼来消耗热量，而且再一次从直升机上一跃而下。

脂肪受大自然力量的影响

阿丽安娜和迈克的案例都可以证明，随着年龄的增长，腰围也可能增加。最大的问题在于激素。当我们的年龄增长时，燃脂类激素水平下降，皮质醇水平升高，使机体的新陈代谢率降低，瘦组织减少，精神倦怠，脂肪堆积，尤其是腹部脂肪增加，此外还会带来其他问题。

例如，随着我们慢慢变老，运动效率会相应降低。保罗·威廉斯博士是美国劳伦斯·伯克利国家实验室的一名科学家，他观察了5000位年龄为18~49岁的男性跑步爱好者后发现，无论这些人跑多长距离，年龄越大的人的体重越容易增加。到研究结束时，他的结论是"腰围增加几乎是大自然的力量造成的"，即使经常跑步的人也遵循这一原则。他发现参加运动的男性"比久坐不动的男性瘦，但即使经常跑步的人想保持好身材也越来越难"。不过，威廉斯也提供了一线希望。他说："试验数据表明，中年人可以通过加大运动量控制体重。我们测算后发现，每长一岁，每周就要多跑2.3千米，这个运动量应该可以抵消中年时期的体重增加。这意味着跑步爱好者30岁时平均每周跑16千米，而到了40岁时如果还想穿上10年前买的那件燕尾服，则每周要跑39千米。"这说明随着年龄增长，脂肪也在增加。

脂肪还会听取身体的需求并做出响应。有些信号通知脂肪自我生长，而另一些则建议它减少领地。激素向脂肪发出非常明确的提示，它们影响脂肪量和脂肪储存的部位。当我们步入中年后，激素分泌量渐渐减少，脂肪逐渐增加，脂肪储存的部位也发生了变化，我们的身体就是这样设计的。

随着年龄增长，脂肪增加能带来好处，它可以保护我们不因疾病而死亡。正如我们在第3章中所提到的脂肪悖论，对于一些与年龄相关的疾病，多余的脂肪具有降低致死率的作用。超重的人患上糖尿病、心脏病、中风死亡的概率较低，其原因目前还不清楚，可能是大自然有意让我们在年龄增长时变得更胖，在面临死亡威胁时可以有个缓冲。

另外，中年时期增加的脂肪并非一成不变，70岁时开始走向另一面，脂肪竟然开始减少。随着年龄的增长，脂肪细胞收缩，它们不能再容纳更多的脂肪。从表面上看，我们与脂肪的斗争终于可以休战了，其实不然。由于脂肪细胞储存脂肪的能力减弱，它们释放的脂肪分子被迫进入血液。这些脂肪会储存在一些奇怪的地方，如骨髓、肝脏、腹部和肌肉组织等。这些"异位"脂肪会影响健康，如弱化骨骼，使肌肉力量下降，增加患糖尿病的风险。

综上所述，我们是否注定要随着年龄增长而变得肥胖，患上各种代谢性疾病吗？并不完全是这样。我们可以通过运动、健康饮食、充足的睡眠等方式控制体重增加。即使做到以上几点，中年以后我们也需要比以前付出更多的努力，更加自律。幸运的是，对于大多数人来说，年龄越大越聪明，眼光越长远。他们意识到身上多一点点脂肪没什么大不了，重要的是健康。如果你直面挑战，脂肪依然在你的掌控之下。

第3部分

解决方案

第 10 章

脂肪控制之一：你该怎么做

CHAPTER 10

我们已经讨论了有关脂肪的大量内容，如脂肪的定义及其重要性、脂肪自我保护的方法、体内不寻常的脂肪增长方式，以及它在不同时期的各种不同作用。脂肪是复杂的，我们恨它，但不可否认它是人体内的一个重要器官，发挥着巨大的影响力，比我们想象的还大。脂肪尽一切可能满足我们的需求，同时与其他器官一样，它也需要照顾。既然我们已经了解了脂肪的方方面面，下一步该如何进行脂肪管理呢？如何尽量减少对身体不利的内脏脂肪，将有益脂肪控制在合理的范围内呢？

按本书前面的章节所述，这一答案因人而异。每个人管理脂肪的难易程度由年龄、性别、遗传因素、体内菌群、饮食习惯等方面决定。个体生物性的差异使得减脂效果也存在巨大的差异。举例来说，某个个体因携带某些突变基因而爱吃高热量食物，所以产生大量白色脂肪，而不是米色脂肪。如果你的体重曾经增加而又成功减轻，即使这发生在5年前，与没减过肥、身材健美的同龄人相比，你的新陈代谢率也更低，胃口更好。年龄和激素水平的变化也会影响你的食欲，还决定了你为保持体形所需的运动量。你偶然感染的某些微生物也可能影响你的体重，这完全出乎你的意料！而如果你是女性……我就不多说了。

　　由于个体的生物性不同，我们即使吃个小松糕也会产生不同的效果。以色列魏茨曼科学研究所的埃兰·西格尔博士招募了800名志愿者，研究他们摄入不同食物后血糖水平的变化。他注意到即使摄入相同的食物，某些人的血糖水平也会急剧升高，而另一些人的血糖水平不会升高。血糖水平升高刺激胰岛素分泌，最终使体内储存更多的脂肪。西格尔设计了一种计算方法，综合考虑所有受试者的基因、体内菌群、最近吃的食物等因素，并预测哪种食物可能引起血糖水平飙升。有时，测试结果完全出乎意外：有些人吃适量巧克力、冰激凌等食物时血糖水平没有大的变化，而另一些人的血糖水平会急剧升高。研究强调有必要制订个性化的饮食方案。

　　我们不仅要注意培养正确的饮食习惯，还要考虑心理因素和生活方式的影响，某人可以忍受的事物对另一个人来说可能根本无法忍受。例如，有些减肥食谱附加很多要求：哪些成分不能摄入，哪些食物必须定时定量吃。这种复杂的减肥食谱适合那些有时间购物做饭、能够精心制订平衡饮食计划的人，而对忙碌的职场高层人士和家中有小孩的人来说就不适合了。很多人需要简单而有效的食谱，可以随处买到上面列出的食物。我知道健身教练要求学员每天训练两小时，一天吃5～7顿，但不允许吃甜食。（没有甜食？！）这种方法对健身爱好者和自律的人来说也许可行，但对像我这样有全职工作、为人父母的人来说是绝对行不通的。我不想把办公室当作餐厅，白天时不时吃一顿饭，也不可能每天挤出两小时做运动。我能做的就是努力抽出45分钟进行训练。

　　即使有许多精心设计的减肥食谱可供选择，不长期坚持也是没有效果的。每个人都要根据自己的生理和心理特质以及所处环境设计减肥食谱。完全参照其他人的饮食计划可能起到相反的作用，让你变得更胖，造成更大的痛苦。有些减肥食谱宣称只要按照它们介绍的步骤，你就可以轻松减肥。包含这样内容的减肥图书、杂志和电视节目才受欢迎，但对减肥人士来说这样做一点好处也没有。仔细观察你的身体对不同食物和运动的反应并进行相应的调整才是正确的减肥方法，只有你才最了解自己。

不过，确实有一些经过反复论证、实践证明对大多数人有效的体重控制方法。对于脂肪的每一种自我复制的新方法，人们都可以找出应对措施。只要你对脂肪有深入透彻的了解，就可以控制它。

运动解决遗传、激素和衰老问题

第2部分的各章几乎都提到运动是减少脂肪的手段之一，可以使身体更年轻。尽管克劳德·布沙尔（见第7章）的研究表明受遗传影响，运动的效果对某些人来说较好，但它仍是我们控制体重和新陈代谢的有效方法之一。达到一定的运动强度后，减脂效果甚至与遗传因素无关。

进行肌肉训练时，我们向身体发出增强力量的信号。身体做出应答，将其他组织（如脂肪）的能量转移到骨骼和肌肉上。艰苦的训练能促进瘦体重增加，消耗更多的热量，迫使脂肪与其他组织和器官争夺资源。

这就是第4章中所描述的相扑力士的情况。为了增重，他们吃下惊人的食物，但只要坚持训练，他们就能保持健康。还记得第5章介绍的那些接受臀部吸脂术的患者吗？那些定期运动的患者没有再增加内脏脂肪。只要久坐不动，脂肪就会堆积在内脏器官周围，损害我们的健康；运动有助于将脂肪储存在皮下组织中。

运动还能促进脂联素、生长激素、肾上腺素和睾丸激素等的分泌，这些激素都能促使脂肪分解产生能量，调节脂肪离开内脏区域，生成外周脂肪。另外，运动还能有效提高胰岛素敏感性。这意味着肌肉和脂肪细胞可以更多地吸收血液中的游离脂肪酸和葡萄糖，降低血液中的游离脂肪酸和葡萄糖水平，防止它们危害身体器官。运动还可以提高瘦素敏感性，促进新陈代谢。

定期运动可使身体发生永久性的变化，最终与生成肌肉和分解脂肪相关的基因转录量增加。随着这一变化的发生，肌肉消耗的能量比脂肪消耗的能量更多，从而提高机体在静息状态下的新陈代谢率。运动能促进关键激素的分泌和健康脂肪的生成。随着机体衰老和激素水平下降，这些变化显得尤为重要。还有研究表明运动可以降低患其他老年性疾病（如失智症和骨质疏松症等）的风险。运动还有一个意外的好处——生成更多的棕色脂肪。如第1章所述，棕色脂肪消耗热量而不是储存热量。

美国国家体重控制注册系统 （下文会有更详细的讨论）收集了4000多位经验丰富的减肥人士的数据并证实了运动的有效性。该系统的数据显示，只有10%的减肥人士仅靠节食成功减肥，其他人都是双管齐下，通过控制饮食和加强锻炼才获得成功。

迈克尔·丹辛格博士是一位医生，他在塔夫茨大学经营着一家很受欢迎的减肥诊所（见第4章）。他说："通过改变饮食减少热量摄入是成功减肥的主要原因。减肥成功与否百分之八十与饮食有关，另外百分之二十与运动有关。如果你不运动，就像橄榄球比赛一样，虽有很多射门得三分的机会，但没有太多达阵得六分的机会。我可以使患者的糖尿病病情缓解一大半，但如果患者不运动，其病情就不可能完全缓解。"

运动的问题在于它可能使人们的食欲大增，引起暴饮暴食。丹辛格博士建议人们在开始运动前控制饮食，他说："理论上，健身后过量饮食可能抵消运动产生的所有减肥效果……只有控制好饮食，才可以逐渐增加运动量。最后的目标是一周锻炼7小时，其中三分之二是有氧运动。"卡隆·鲍尔博士也有类似的观点，她建议患者开始运动时以散步为主，这样比较容易进入状态，然后逐步增加运动量。如果出现强烈的饥饿感，则需要稍微减少运动量，直至身体适应。

每个人都有不运动的理由。除了出现饥饿感之外，时间不够也是原因之一。不过，随着高强度间歇训练（high intensity interval training，HIIT）的出现，这不再成为你的借口。HIIT是在短时间内进行剧烈运动的一种行之有效的方法，例如在

20分钟跑步中穿插4组30秒全力冲刺和30秒低速慢跑。另一种方法是在4分钟常规训练中穿插8组20秒高强度训练加10秒低强度训练。HIIT的优势在于在较短的时间里得到与传统训练（如慢跑等）一样的效果。另外，研究表明，HIIT可比常规运动燃烧更多的脂肪。这意味着什么？这意味着HIIT是一项艰苦的训练，你必须做好挥洒汗水、心脏狂跳的准备。

如果你不适合参加HIIT，那么也不用担心。即使从事那些轻松的休闲活动，如散步或在院子里做的其他简单活动，都比坐着不动容易减轻体重。

不论是减肥初期就开始运动还是稍后再开始运动，想要拥有健康的脂肪都离不开运动。每天至少运动45分钟，其中包含30分钟有氧运动和15分钟力量训练，身体可以创造奇迹！运动有助于减少对健康不利的脂肪，使剩下的脂肪对身体更有利。即使你从来没有练出6块腹肌，只要运动量足够，你就可以拥有健康的脂肪。

通过饮食改善激素分泌状况

由于性别、种族、年龄不同，以及个体的遗传因素、激素分泌水平和体内菌群的分布不同，每个人消化食物的能力也是不同的。你可能和伐木工人吃得一样多，也可能像出家的僧人一样只吃一点。

我们无法改变自己的性别、种族和年龄，但研究表明我们摄入的食物会影响体内激素的分泌，而这些激素又会对脂肪产生影响。在本书中，你可以发现胰岛素、瘦素、生长激素、脂联素、雌激素、睾酮、甲状腺素等如何对体重产生影响。身体是一个复杂的系统，激素在其中发挥着重要作用。

胰岛素是一种重要的激素，人们要控制体内的胰岛素水平。过量进食或者摄入过多的碳水化合物，会刺激胰岛素将多余的营养物质转化为脂肪。尽管有些人摄入高碳水化合物食物不会产生不良后果，但对大多数人来说这种饮食方式是减肥的大忌。控制胰岛素水平的最好方法是限制精制碳水化合物的摄入，采用搭配碳水化合物[1]、蛋白质、脂肪和膳食纤维的混合饮食结构。用蛋白质替代部分碳水化合物有助于减缓饥饿感，生吃蔬菜可以促使我们吃更多的蔬菜，同时产生饱腹感，引起肠道蠕动。

瘦素水平也需要调控。胃促生长素产生饥饿感，瘦素让人有饱腹感。当脂肪减少时，瘦素水平下降，使我们感觉更饿（见第5章）。此外，有证据表明高果糖食物可产生瘦素抵抗。少吃高果糖食物，尤其是果糖含量高的玉米糖浆，有助于保持瘦素敏感性。充足的睡眠也可提高瘦素水平，降低胃促生长素水平（见第9章）。

间歇性禁食

尽管饥饿让人不舒服，但人们在尝试间歇性禁食后产生了奇迹般的效果，尤其是减脂效果好。禁食不仅减少了热量摄入，而且促进了燃脂类激素（如肾上腺素和生长激素等）的分泌。人体在夜间分泌大量生长激素。间歇性禁食效果显著的部分原因在于延长了夜间不进食的时间，增加了生长激素的分泌量。此外，产生饥饿感的胃促生长素促进了生长激素的分泌。所以，如果能够忍受饥饿，那么禁食时间越长，消耗的脂肪越多。

正如第9章所述，通常建议女性断食16小时，男性断食14小时。进食时间控制在8小时或10小时之内，而禁食时间包括睡眠时间。

马克·西森曾是一位优秀的耐力项目运动员，现在他是一名知名的健身教练。他说："我每天断食18小时。不过我不叫它断食，而是称为进食的空档期。我的进食时间大约为6小时，从下午1点到晚上7点。"马克早上健身，训练内容包括举重和

---

[1] 这里指易被人体吸收的碳水化合物，而膳食纤维不易被人体吸收。——译注

HIIT。然后他忍住饥饿不进食，直到下午1点才吃当天的第一顿饭——午餐。举例来说，某天下午1点他的午餐包括一块三文鱼、一份蔬菜和一点米饭。下午茶时，他会吃一片奶酪。晚餐时，他煎一份牛排，再加一盘蔬菜，然后他可能会吃一点巧克力。这就是他一天的饮食：两顿主餐和一份点心。他的禁食时间从晚上7点开始，直到第二天下午1点。

尽管马克是一位资深的间歇性禁食实践者，但他承认这不一定适合所有人。他说："如果你平时摄入大量碳水化合物，身体过分依赖它们，禁食对你来说就有点难。你的身体必须进入燃脂模式，即通过减少碳水化合物的摄入燃烧更多的脂肪。一旦身体适应了这种模式，禁食时间就可以延长。如果禁食让你痛苦不堪，就不要勉强。谁愿意让自己的生活沉浸在痛苦之中？你必须根据自己的实际情况做出选择。"

马克通过间歇性禁食获益匪浅。他现在62岁，肌肉发达，身体健硕，看起来像一位马利布冲浪者。他建议人们选择低碳水化合物饮食，首先尝试少吃一餐，减少营养摄入，使身体慢慢适应；然后延长两餐之间的时间。饮用大量的水和肉汤有助于保持电解质平衡。他补充说："吃饭前确认自己是否真的感到饥饿，是否真的需要吃这么多。只要感觉不到饥饿，就停止进食。少吃一点，身体会慢慢习惯。"他说，关键是在吃下一餐饭时不要过度进食，并选择富含蛋白质、膳食纤维和水分的食物。

为体内菌群进食

正如第6章所述，个体由于体内菌群的分布不同，从食物中摄取的热量也存在差异，我们摄取的热量可能比其他人多一些或者少一些。反过来说，我们摄入的食物也会影响体内菌群，并进一步影响身体构成。研究表明，摄入更多水果和蔬菜能有效地减少采集能量的细菌，增加菌群的多样性，二者都与体重减轻有关。

一个重要结论是，摄入越多富含膳食纤维的蔬菜沙拉对身体越有利。摄入绿叶生鲜蔬菜，可以在减少热量摄入的同时增强饱腹感，还有助于增加肠道菌群的多样性，减少与采集能量相关的细菌，促进将食物分解为废物的细菌生长。如果这些蔬菜沙拉中包括有益于菌群生长的食物（如豆类等）、富含低聚果糖的蔬菜（如洋葱、韭菜和朝鲜蓟等），这些低热量食物将让你产生饱腹感，同时还能减少热量摄入（见第6章）。所以，吃富含膳食纤维的低热量食物可使体重减轻，并最终形成减少热量摄入的健康菌群。我们开始变瘦后，身体会做好准备变得更瘦。这样循环往复，瘦上加瘦。

女性和食物

正如第8章所述，女性利用和储存脂肪的方式与男性的不同。女性在运动时比男性燃烧更多的脂肪，她们储存脂肪的效率也更高。约瑟夫·唐纳利的研究表明，女性通过运动消耗2500千焦或更多的热量后，更易进食过量。女性肯定应该参加运动（她们消耗更多的脂肪），不过运动后要更加自律。唐纳利也见过通过运动消耗1700千焦热量后没有过量进食的女性。一种解决方案是做更温和的运动，将热量消耗控制在2500千焦以内；另一种方案是尽情地运动，运动后采用转移注意力的方法避免进食过量，比如看看电视、与朋友聊天、闲逛或者做其他感兴趣的事，尽量分散注意力至少一小时。这样的话，"我刚训练完"的那种强烈饥饿感很可能就消失了。

这种分散注意力的技巧还可以用于治疗情绪性进食症。迈克尔·詹森博士曾提到，与男性相比，女性暴饮暴食更多地与情绪有关（见第8章）。在这种情况下，向专家咨询、进行增强意志力练习（见第11章）或采取其他缓解压力的方式（如慢跑、出门呼吸新鲜空气、打沙袋等）都可能有所帮助。情感与食物的联系很复杂，这些建议可能并不适合所有人。如果你在感到沮丧时进食，心情好的时候会做什么呢？换个思路，寻找一种适合自己的方法。

由于女性将更多的营养物质储存为脂肪，抑制过量进食对女性来说显得尤为重要。根据体内的分配规则，无论是否存在即时的能量需求，女性都会将部分营养物质储存为脂肪。因此，女性即使摄入少量食物也可能比男性储存更多的脂肪（见第8章）。尝试细嚼慢咽，放慢进食速度，易产生饱腹感。无论何时都要自我约束或者采用转移注意力的方法避免进食过量！记住，多吃沙拉和其他富含膳食纤维的食物有助于将营养物质分解为残渣而不是储存为脂肪，这对减肥有利。

正如我们所见，女性的月经周期对脂肪也有影响（见第8章）。我们知道，在月经周期的黄体期（月经周期的后半个月），食欲增强，储存的脂肪增加。正因为如此，节食最好在这一阶段结束后开始。无论采用哪种节食方法，都需要坚强的意志并严格遵守规范。为什么要在一个月中你的食欲最强、体重增加最快的时期挑战自己呢？等月经来潮或月经结束后食欲减弱时再开始节食。如果在节食的第一个阶段养成良好的习惯，即使第二阶段再想吃富含碳水化合物或脂肪的食物也能坚持下来。

提到饮食喜好，现在的科学研究表明很多女性特别喜欢吃巧克力。丹麦哥本哈根大学的研究人员的一份报告指出，女性比男性更喜欢吃巧克力，特别是在月经周期的黄体期，她们喜爱巧克力胜过其他食物。对巧克力的这种渴望似乎不能被其他食物代替。如果她们完全抗拒了某种食物（如巧克力等）的诱惑，很可能会不断吃零食而摄入过多热量。因此，有条件地满足对某种食物的渴望可以防止过量摄入其他食物。如果巧克力是你想吃的食物，你可以找一块黑巧克力稍微满足一下自己的愿望，因为它含有更健康的单不饱和脂肪酸。

节食不是生活的全部，但也不能完全放弃。二分法思维是女性的弱点，节食失败的女性往往比男性更容易认为自己已经失败，不应该再继续下去。原谅自己，重回正轨，可以挽回几周的节食成果。

成功减肥人士的习惯

减肥人士可以向其他人学习成功控制体重的经验。幸运的是，人们可以查询几个不错的数据库。1994年，雷娜·温和詹姆斯·希尔开始建立美国国家体重控制注册系统，调查为什么有些人减肥可以取得长期效果而有些人不能。他们研究了4000多位成功减掉13千克以上体重的减肥人士，并跟踪他们一年以上的时间。糖尿病预防项目和糖尿病健康行动展望是另外两个可以追踪行为治疗效果的注册系统。它们收集的信息表明，成功减肥人士有许多共同点。

- 他们往往因为在情感上受到触动或受到某个事件的刺激而开始并坚持节食。
- 他们不轻言放弃，即使在节假日和周末也是如此，表现出强大的自制力。这一点在认知克制测验中也有反映。
- 他们采用自我监控工具详细记录体重、摄入的热量和运动量。
- 那些能成功减重并维持两年的减肥人士更可能保住减肥成果。
- 他们参加中等强度的运动（如快走等），每周消耗10000～13000千焦热量，平均每天用时1小时。（每天参加35分钟高强度训练，也可减轻体重。）

雷娜·温发布的一份报告称，美国国家体重控制注册系统显示83%的人是因为受某一特定事件的触动才开始认真对待减肥的。这种事件多数与医疗有关，如一名医生告知他们需要减肥，或者家庭成员突发心脏病。另一种常见的触发事件是体重达到历史高位。体重达到新高敲响了警钟，促使他们采取行动。看照片或者照镜子时觉得自己过胖也是很多成功减肥人士的强大动力。

一旦开始节食，成功减肥人士就很少中断。他们在节假日和周末也不放松，即使其他人都在大吃大喝，他们也很克制。这些勤奋的人在圣诞节将体重增加的幅度控制在2千克以内的概率是不够自律、吃掉整个水果蛋糕的人的1.5倍。

人们很难百分之百地坚持减肥。当成功减肥人士发觉体重反弹时，他们一般会在减肥教练的指导下，几天内重回减肥进程，减轻体重。迈克尔·丹辛格博士给他的患者使用一种经过严格测试的标准，允许他们在一定程度上中断训练课程，然后再帮助他们重回正轨。他说："我总是让人们尽可能完成减肥计划的九成。如果发现付出七成努力时有七成收获，大多数人会坚持下去。但不幸的是，七成努力只能换来五成收获。大部分人要付出八成以上的努力才能收到满意的效果。明知回报不够理想，为什么只付出七成努力？这是自欺欺人。"为了确保患者能按照计划完成八成以上的内容，丹辛格每周与患者见面，测量他们的体重并跟踪计划的完成情况。如果他们中断节食，丹辛格就会给他们打气，指导他们重新回到计划上来。

特里是丹辛格博士的患者之一。她说："我的体重在圣诞假期有所反弹。丹辛格博士告诉我已经努力这么久了，不值得因此毁掉之前的成果。"他的话没有惩罚和责备之意，这让特里受到鼓舞，心情轻松起来。她补充道："我就想：'好吧，我可以吃块雪糕，但不能毁掉辛苦减肥的成果。'我不再暴饮暴食。"原谅自己犯下的错误，在偏离计划后应该及时回到正轨。在教练或营养师的指导下，训练效果完全不同。

成功减肥人士的数据表明，减掉一些体重后有点反弹是普遍现象，但那些很快恢复体重、重新执行计划的人长期保持减肥效果的概率更大。

饮食记录基础知识

自我监测是控制体重的有效手段之一。托马斯·瓦登是宾夕法尼亚大学的一名学者，其研究课题是糖尿病和肥胖干预计划。他在观察那些长期坚持减肥并成功减掉大量体重的人士时发现他们详细记录了每天的热量摄入情况，并不断检测体重。丹辛格同意他的观点，他说："饮食记录对减肥非常重要，我一直向患者推荐这种方法。如果他们在努力减肥，我会教他们如何做饮食记录。我希望人们不会觉得这件事很麻烦。那些经我的指导取得减肥效果的患者愿意做饮食记录，而那些不愿意做饮食记录的患者都没有取得减肥成效。"他建议人们用智能手机作为记录工具，不过即使使用最原始的纸和笔做记录也是良好的开始。

做饮食记录不仅可以监控自己的饮食情况，还可以让其他人看到。丹辛格继续说："做饮食记录是必要的，不过人们只有在还有其他人看到的情况下才会去做。你可以在几个月里监控自己的饮食情况，但过一段时间可能就会停下来。如果你知道还有其他人在看自己的饮食记录，事情就完全不同了。"确实，我采访的所有成功减肥人士在开始节食时都有人一起查看他们的饮食记录和体重记录，其中包括医生、护士、减肥教练或者可靠的朋友。这些人帮助他们跟进节食进程并为他们打气。

减肥专科医生认同与患者保持长期联系的重要性。开始时，他们经常与患者见面（通常是每周一次），然后过渡到每个月一次，这样患者减肥往往可以取得成功。医生查阅患者的饮食记录，向他们普及专业知识，提供咨询服务，检查他们的身体并在必要时进行治疗。一旦患者根据计划减轻体重，就可以减少到每两周与医生见一次面，然后每个月见一次面，最后几个月甚至几年见一次面。

路易斯·阿龙内是康奈尔大学威尔医学院体重管理和代谢临床研究中心的主任，是肥胖症治疗方面的权威专家。他说："医生开一个减肥处方完全不费力气，但鼓励人们坚持下去很难。你可能想问肥胖症是怎么产生的？好吧，这是因为减肥确实很难，而且人们真的很饿。减肥就像让你在水下屏住呼吸，有些人可以在水下待10分钟。人们会说：'哇！看看这个人！'但你能做到吗？不行，你做不到。"

正如我们治疗糖尿病时不能简单地告诉患者少吃糖，治疗肥胖症时也不能简单地要求患者少吃东西。事情不是这么简单。脂肪为了保全自己的领地会奋起抗争。肥胖症患者要面临人生中的一场重要战斗——重新控制自己的生活。为了取得战斗的胜利，保护减肥成果，他们需要得到支持。

兰迪的减肥效果显著，而且体重得以长期控制，他认为这得益于理查德·阿特金森和尼基尔·杜源德哈开展的减肥项目（见第6章）。在两年的时间里，兰迪不断参加减肥会议、讲座，约见医生。头三个月，他每周去几次，慢慢地将次数减少到一两周去一次。后来根据项目要求，他一两个月去一次就可以了。当患者的体重刚反弹时，项目组就会要求他们更加频繁地参加讲座。兰迪说："（项目开始时）每周都会有一场1小时15分钟的大学讲座，介绍肥胖症的相关研究。我们在讲座上了解到科学家通过对双胞胎的研究发现不同人的新陈代谢率是不同的，同时还认识到该项目应用了多项相关研究成果。当明白这些情况后，我恍然大悟：'哇！原来我可以这样做！'我家离麦迪逊有120千米，但我每次都急切地赶到那里。每个参与者每周都渴望到那里学习。这个项目持续了两年，当项目结束时，大家都哭了。"

一旦体内堆积多余的脂肪，为减掉它就要付出艰苦的努力。脂肪会做出反应以抑制减肥效果。如果过去你的体重从未大幅增加过，你可以吃得多一点，瘦下来也不难。如果你现在已经超重，或者一直超重（这也是大部分节食者遇到的情况），那么减肥就变得尤为困难。关键是保持耐心，设定一个合适的目标。经过长期努力减肥后，你可能不会像个超模，也不可能变回20岁时的样子，但只要你对脂肪有足够的了解，对你面临的困难有充足的心理准备，你就可以变得更健康，身材更健美。

第 11 章

用意志力战胜脂肪

CHAPTER 11 ————————————————————————————————————

减肥成功与否的一个重要因素是意志力的强弱。当饥饿感袭来、食欲旺盛而得不到满足时，我们会动摇减肥的决心。强烈的饥饿感不断出现，许多曾经成功减肥的人最终放弃节食，那么辛苦减轻的体重又会反弹。

明尼苏达大学的安塞尔·基斯博士开展的一项研究显示饥饿的影响力超乎想象。基斯是从1944年开始这项研究的，当时第二次世界大战即将结束，盟军横扫欧洲，发现了许多瘦弱的战争受害者。这些受害者被关在集中营中，忍饥挨饿，过度劳累，被救出来时已濒临死亡。医务人员希望给他们补充营养、恢复健康，但当时人们对治疗极度饥饿没有经验。

基斯是一位生理学教授，他决定对此进行研究。他召集了一批拒绝服兵役的受试者，这些人爱好和平，不愿意为军队效力，因而不得不选择一些像水土保持、森林维护和医学试验志愿者这样的工作以代替服兵役。有400个人申请参加这一研究，基斯从中挑选出36位身体强壮、心理健康的受试者。

基斯让这些受试者平均每天摄入6500千焦热量，他们的食物主要是土豆、面包、萝卜和卷心菜，以及象征性的一点蛋白质和脂肪。这与饱受战争蹂躏的欧洲人吃的食物类似。此外，为了消耗热量，这些受试者还要参加运动，包括每周走35千米。这项饥饿试验持续6个月，在此期间这些受试者大约会减掉25%的体重。

这项研究引起世人注意的是长时间饥饿带来的惊人的心理和生理影响。随着饥饿时间越来越长，受试者开始昏昏欲睡、容易发怒。一位受试者说："从某种意义上说，我们变得更内向，精力也不如从前。"爬楼梯变成一种折磨。另一位受试者说："我知道这栋楼里所有电梯的位置。"还有一位受试者说，走路时他们会在车道边上走，省得再费力走到路边。吃饭时谁的食物分量大些，谁就会遭到嫉恨。一位受试者说，一个小男孩骑着自行车从他的身边飞快经过会让他嫉恨，因为小男孩很可能是回家吃晚饭的。

受试者开始对食物痴迷，有些人甚至表现出一些复杂的行为。一位受试者回忆说："吃饭变成一种仪式……有些人用水将食物稀释，使其看起更多一些。有些人一小口一小口地吃饭，在嘴里把食物咀嚼很久，因而吃饭要花很长时间。"有个男子还收集烹饪书。另一位受试者说："我已经不在意身边的其他事情了，只想早早结束这个试验，别的什么都不想。我在试验中感到身体不适，食物成为生活的重中之重，是我们唯一关心的东西，但这样太单调了。我的意思是如果去看场电影，你不会对其中的爱情场面感兴趣，而只会注意到影片中的人每次吃东西时的场景，注意他们吃了什么。"

基斯的这项研究具有里程碑式的意义，它表明饥饿对心理产生了巨大的影响。尽管节食者不会陷入像这些受试者那样极端的饥饿状态，但他们长期忍受饥饿，要坚持下去是非常困难的。现代科学已经发现了更深层次的原因。

正如第5章所述，迈克尔·罗森鲍姆和乔伊·赫希利用功能性磁共振成像技术分析了节食者的脑部活动。当受试者受到刺激时，该技术可以帮助研究人员通过图像了解受试者脑部相应区域的活动。在试验中，罗森鲍姆和赫希研究了最近体重减轻的节食者。他们给这些节食者看糖果、葡萄、花椰菜、手机和悠悠球的图片，观察这些节食者的脑部对这些图片的反应。当出现食物图片时，节食者脑部与饮食相关的情绪反应区域被点亮，而与自我控制相关的区域则是昏暗的，表明后者的反应并不强烈。这意味着当我们的体重减轻时，脑部对食物的反应较强烈，而防止食物摄入过多的能力较弱。

罗森鲍姆解释说，减肥后我们对食物产生更强的情绪反应，因而节食者对食物的渴求可能比之前更甚，同时脑部参与控制的区域没有出现强烈反应。因此，当我们更加饥饿时，自控力减弱，再加上减肥时脂肪自我保护的那些手段（见第5章的讨论），形成了一个适合体重反弹的环境。减肥后这一状况可持续6年甚至更长的时间。

出现这种效应的主要原因在于瘦素水平较低，这种由脂肪分泌的激素向脑部发出饱腹感信号。节食者的脂肪减少，降低了瘦素水平，导致食欲增强。瘦素具有重要的作用，研究人员在减肥研究中给受试者试验性地注射瘦素，强烈的饥饿感就消失了。

像训练肌肉一样学习自我控制

当脂肪控制我们的脑部时，我们如何奋起反抗？除非瘦素替代疗法被批准应用，否则自我控制是为数不多的几个选择之一。即使我们减少碳水化合物的摄入，多吃蛋白质以抑制饥饿感，在减肥过程中食欲也会变得旺盛。幸运的是，研究表明可以采用几种控制食欲的方法。

美国纽约大学奥尔巴尼分校心理学系的马克·穆拉文博士和佛罗里达大学的罗伊·鲍迈斯特博士在研究中发现，可以像训练肌肉一样提升自控力。做一些小练习，然后过渡到更难一些的练习，人们的自控力会逐渐增强。例如，研究人员发现那些运用自力调整姿势的受试者坚持两周后表现得更好，身体不适症状也得到了缓解。一项研究表明，那些自我克制不骂人、不使用粗俗语言的人控制行为的能力也得到了提升。训练哪种行为并不重要，关键是要让人们学会将这种行为变成一种自然反应。穆拉文说："人们可以做自我控制的小练习，比如不吃甜食或不再发誓等。训练成功后，可尝试更难的练习，如戒烟或者压力管理等。通过这种方式，你可以逐步提升自控力。"

功能性磁共振成像的相关研究支持节食者需要提升自控力这一说法。布朗大学的雷娜·温博士是美国国家体重控制注册系统的共同发起人之一，她与一个研究小组合作，召集了一些肥胖症患者、体重正常的人以及一些成功减肥人士（体重至少减掉14千克并保持3年以上），对他们的脑部进行研究。研究人员让这三组受试者在接受功能性磁共振成像检测时嘴里含着柠檬棒棒糖，然后观测他们的脑部活动。尽管这三组受试者脑部与奖励相关的区域都被点亮，但成功减肥人士的这些区域更亮一些（这一结果与第5章所述的鲁德·利贝尔的试验结果类似）。但有些不一样的情况出现，成功减肥人士脑部与自我控制有关的区域也被点亮，而肥胖症患者和体重正常的人脑部的这一区域没有那么亮。这意味着那些经过减肥并长期保持体重的受试者脑部控制行为的那部分区域接管了情绪中心。这些人在面对食物的诱惑时可以清醒地决定吃或者不吃。

美国国家体重控制注册系统的研究还表明，那些减肥成功并能长期保持体重的人通过严格按计划进食、定时参加运动、仔细计算每餐摄入的热量、经常测量体重等方式增强自控力，即使在节假日也不放松。

这项研究表明准备减肥的人先练习自我控制是有效的，这样才能进行下一步更难的训练（如减肥训练）。人们可以从与禁食相关的训练开始（如醒来30分钟内起床），然后尝试完成某项小任务（如不吃诸如饼干、薯片这类食物）。连续完成一系列小任务，可以逐渐增强自信心。慢慢控制食物的摄入量，而不是以极端的方式节食，可以为未来减肥成功奠定良好的基础。

　　练习自我控制还有更多的好处。节食和饥饿感会产生压力，而饮食"微调"可以缓解这一压力。穆拉文说："我们的一些未发表的研究成果显示，自控力练习还有助于缓解整体的压力水平。那些尝试少说脏话的受试者将压力管理得更好。他们的压力生理反应较小，负面情绪也得到了缓解。研究人员发现练习少说脏话的人比没有做这项练习的人表现得更好。"

　　凯瑟琳·米尔克曼博士在宾夕法尼亚大学研究自我控制及其在决策中的作用。这位年轻的教授对工作充满热情，在学界颇有名气。米尔克曼的研究前提是每个人都有两个自我，其中一个是严以自律、考虑周到、注重长期发展的自我，她称之为"应该的"自我，而另一个与之竞争的是冲动的、"想要的"自我。这不是天使在左边耳语、魔鬼在右边耳语的概念。米尔克曼说："这两个自我互相对立。当我们面临选择，在想要做和应该做的事情中挑选其一（比如是省钱还是花钱）时，就会产生压力。人们会在这两个自我之间权衡，而影响最终决定的因素很多。"

　　是选择"应该的"还是选择"想要的"，其中一个决定因素是时机。米尔克曼说："我们为当下做决定时，一般会选择我们'想要的'，而为明天考虑时一般会选择'应该的'。假如忙完一天工作回到家，我们想要一顿可口的晚餐和一杯啤酒，但明天怎么办呢？我们应该去健身。"不过明天会变成今天，如果我们不断地选择"想要的"，就会削弱"应该的"自我。

　　亚利桑那大学的塞缪尔·麦克卢尔博士和普林斯顿大学的乔纳森·科恩博士利用功能性磁共振成像技术将"应该的"自我和"想要的"自我用影像的形式表现出来。他们看到，当受试者想要短期奖励时（"想要的"自我），脑部的边缘系统被激活，这部分区域与冲动行为和药物成瘾有关。另外，当受试者制订"远期"计划时（"应该的"自我），脑部前额叶被激活，这部分区域与延迟满足相关。不断地做"应该的"自我训练能加强脑部负责自我控制的区域的功能。这一发现支持了穆拉文博士的试验结论，即多进行小的意志力训练对受试者完成更困难的任务（包括自我控制）有帮助。

诱饵搭配法

对抗难以克制的欲望的一种方法是诱饵搭配法，即受试者在做"应该的"事情时伴随一种"想要的"行为。在一次试验中，米尔克曼将受试者分成三组。"完美"组的受试者仅在健身时听他们挑选的音频小说，健身后这些音频小说就被藏起来。"部分限制"组的受试者自己保管音频小说，但鼓励他们只在健身时才听。"未限制"组的受试者没有任何限制，可以在任何时间听音频小说。试验为期9周，刚开始时"完美"组的受试者参加健身的次数比"未限制"组的受试者多51%，而"部分限制"组的受试者参加健身的次数比"未限制"组的受试者多29%。试验说明，一件"应该做的"事情（健身）搭配一件"想做的"事情（听一段有趣的小说）是受试者参加运动的主要动力。这一方法非常有效，当试验结束时61%的受试者愿意给健身房付费以限制他们听音频小说的时间。不过，这一影响会在几个月后慢慢消失，因此人们要坚持健身的话，必须换另一件"想做的"事情。

即便如此，结果还是有多种可能性。在做一件没有吸引力的苦差事时，如果搭配一件喜欢做的事情一起做，完成任务的概率就会大得多。例如，如果减肥期间坚持自律，每周奖励自己一件新衣服，这就是诱饵搭配法，可以让人在做一系列"应该做的"事情时抽身出来稍事休息。这可以给脑部充电，让人在下一次需要自我控制时变得更强大一点（见下文"不要训练过度"）。

另一种提升自控力的方法是预承诺，可确保你今天的良好意愿能够在明天转化成行动。例如，有一个叫"stickK"的网站，它帮助人们制订承诺合同书。在这个网站上，你可以和自己签订一份合同，为自己设定一个目标，比如在指定的时间里减重4.5千克。你要在网站上存一笔钱，然后选择一位老师或教练监督你是否达到了目标。这一过程确保当明天变成今天时，你只要违反合同就会受到惩罚。例如，你承诺在指定时间内没有达到目标时就将500美元捐给慈善机构；或者选择一家你不愿意帮助的机构，一旦违反合同就将钱捐给这家机构。这让你更有动力履行合同。现在的你为明天的你规划应该做的事，而预承诺方法可以强迫自己完成这一计划。

崭新的开始

我们在前文中讨论过人们开始减肥的动机，如医生诊断其状况很糟，不经意间注意到自己的形象不佳，或者体重达到了历史新高。某些特殊时刻也可以让人们受到触动而开始减肥，比如新年许愿时。从心理学角度分析，崭新的开始意味着过去的失败已离我们远去，随着新年的到来，我们可以重新来过。人们会认为："我减肥或者戒烟失败、半途而废，但那是以前的'旧我'。新的我会严格自律。"将犯错误的那个自我分离出去，对改变生活方式来说可以起到意想不到的效果。

人们不仅会在新年到来之际想到改变，在其他时间也会想到新生活的开始。米尔克曼说："每月和每周开始时、生日或节假日之后，人们也可以和过去失败的'旧我'说再见，去努力达成目标。因此，人们更可能在这些有意义的日子之后开始节食、去健身房或者签署预承诺合同。"

有实际例子可以说明"崭新的开始"现象，简单的说明就可以让某个日子变得有意义。米尔克曼解释说："我们提到3月20日是春天的第一天，而不是告诉大家这是3月的第三个星期二。这样的话，很多人愿意在这一天被提醒，从这天开始为自己的目标而努力。人们愿意尝试崭新的开始，借助这个日子向过去的失败说再见，有更大的动力达到目标，即使他们曾经偏离正轨。"

不要训练过度

这是一个提醒。与肌肉训练一样，意志力训练过度时，我们也会感到疲乏。过度训练会导致脑部负责自控力的区域疲惫不堪。米尔克曼的研究表明，医院的专职陪护人员在忙碌工作一天后，做"应该做的"事情的比例显著降低。例如，他们晚上更不愿意洗手，而这是一件"应该做的"事情。工作强度越大，这一比例降低得越多。

在另一项研究中，穆拉文和他的团队招募了一群受试者，要求他们少吃一顿饭。他将这些人分成两组，一组受试者面前放着一份刚出炉的巧克力曲奇，另一组受试者面前放着一盘小萝卜。他要求两组受试者都不要吃另一组的食物。那些新烤的饼干显然对他们都很有吸引力。萝卜组的受试者不得不一直克制自己不去拿另一组的饼干，而只吃自己的萝卜。在随后的拼图游戏中，这一组受试者的持久性较差，挫折感较强，他们比较容易放弃。

幸运的是，这种疲劳是可以恢复的。由佛罗里达大学的黛安娜·泰斯主导的一项研究发现，意志力可能因过度克制而消耗殆尽，而参与一项愉快的活动可以使其恢复。他的研究团队要求受试者尽可能长时间地用力握住握力器，休息时让受试者观看伤感或者幽默的电影。当再次开始练习时，观看幽默电影的受试者的握持时间比观看伤感电影的受试者的握持时间长。而米尔克曼和他的团队发现，专职陪护人员排班时休息更长时间的话，更容易保持勤洗手的习惯。意志力恢复的关键是保证休息好，或者最终沉迷于一件"想做的"事情。

如何让自己服从意志力的管束，对这一点要保持谨慎。"破堤效应"[1]表明，对许多人来说，犯一次错误后就会犯第二次甚至更多次错误。穆拉文说："我们应该给

---

[1] 破堤效应是指个体在节制的过程中由偶然违反规则转变为旧习完全复发的现象。——译注

自己定下'不许犯错'的规矩，否则很可能一错再错。人们往往这样想，反正已经犯了一次错，再犯一次也没什么区别；既然昨天已经破戒了，今天再破戒一次也无妨，从此开始恶性循环。"因此，如果你跌倒一次，就要迅速振作，尽量不要再犯同样的错误。当你沉迷于一件"想做的"事情时，选择一件与食物无关的事情，这样有可能让你再回到正轨。

不确定性和压力

据《纽约时报》的报道，在2008—2009年的经济危机中，尽管其他消费品行业的购买力下降，但不确定因素导致糖果销量飙升，一些商店甚至出现"糖果荒"。消费者表示，尽管口袋里的钱少了，却留出了买糖果的余钱。虽然其他公司的销售业绩大幅下滑，但糖果公司的利润以两位数的速度激增。在大萧条时期[1]，糖果销量也曾大幅攀升，当时整个市场充斥着负面消息，各种投资组合的市值只有以前的几分之一。未来的不确定性导致人们处于焦虑情绪之中，削弱了意志力。

研究表明，缺乏控制的环境会削弱我们的意志力，降低抗压能力。D. C. 格拉斯于1969年开展了一项研究，他将受试者分成两组，其中一组被迫听一些无法预知的噪声，而另一组则有权关掉这些噪声。无法控制噪声的那组受试者完成拼图游戏的质量比另一组的差。由柯克兰社区大学的德鲁里·谢罗德博士开展的另一项研究表明，在拥挤的房间里，那些认为自己有权离开这个房间的受试者管理压力的能力比无权离开的人的更强。

如果在日常生活中受到不确定因素的困扰，无论是体检、求职或者遇到家庭矛盾，无法把握未来会使我们的意志力变得薄弱。如果从这时开始减肥，是很难坚持

---

[1]　1929年至1933年发源于美国的经济危机。——译注

的。如果你想要认真地改变生活方式，应该先想办法缓解你的生活压力。从容地应对挑战，坚持饮食和锻炼计划是体重管理取得成功的必要条件。

好消息是你经常做"应该做的"事情时会形成习惯，付出较少的努力就能坚持下去。加州大学的加里·查尼斯博士和尤里·格尼茨博士曾做过一项试验，他们付钱让一组受试者一个月运动8次，付钱让另一组受试者一个月只运动一次。第二个月，他们不再付钱给这些受试者。尽管没有金钱支持，那些一个月运动8次的受试者仍比一个月只运动一次的受试者更频繁地参加健身运动。多次重复某种行为后，最终会形成习惯，这项试验的结果支持了这个论点。你可以运用这一心理学观点避免过量进食，再配合其他健康的生活方式，即使有一定的生活压力，也可以继续坚持减肥。

有意义的目标

并非所有人都要成为瑞士的比基尼模特或者拥有6块腹肌的肌肉男。年龄、饮食习惯、激素水平、遗传因素，甚至体内的菌群都会影响脂肪管理的难度，重要的是将体脂率调节到健康水平，而不是按照某个人的标准去执行。你不要被媒体讨伐脂肪的战争所影响，那是因为其背后有一个巨大的产业在支持。他们让人们觉得自己应该变得苗条，拥有完美身材，然后将一些在减肥过程中未必起作用的产品销售出去，这背后的产业链利润丰厚。你要根据自己的实际情况设定减肥目标，制订相应的饮食计划。

那些能长期坚持控制饮食的人是因为自己想要减肥。穆拉文说："研究表明，自己主动要求运动和减肥的人认为减肥对他们很重要，这些人更容易成功减肥。他们的成功率比那些由于外部因素而减肥的人的成功率高。因此，如果你是因为另一半的唠叨、医生的建议，或者为了获得老板的认同而减肥，那么你的成功率就不如自己要求减肥的人的成功率高。"私人健身教练谢里·温斯洛也说，帮助那些根据自己的意愿减肥的人更容易成功。她说："能坚持下来的那些人的减肥动机一般是'我不想死'或者'我想看到儿女长大的那一天'。"

最后，请记住你的脂肪是你个人历史的一部分，这是你生命中的一个篇章。努力减肥不反弹要比最初体重大幅增加难得多。我们必须比从没有超重的同事吃得更少，运动得更多。

对曾经超重的人们来说，好消息是随着时间延长，成功减肥人士保持体重越来越容易。美国国家体重控制注册系统的研究显示，通过长期节食和运动减轻体重并保持两年的人的意志力得到了增强，他们养成了良好的生活习惯，所以减肥成果会保持得更久，因为这些行为已经固化为习惯。减肥成功确实是意志力战胜脂肪的过程。

第 12 章

脂肪控制之二：我该怎么做

CHAPTER 12

我之所以想理解脂肪背后的秘密是因为想弄清楚一个简单的问题：为什么我的身体这么善于留存脂肪。我已经见识到脂肪顽固、持久的一面，同时它还非常复杂，故意阻挠减肥进程。我的所见所闻使我萌生了用科学方法了解脂肪真相的想法，想知道为什么它在不同的人身上表现得如此不同。

我进行专门研究，采访了数十位知名科学家，并与肥胖症患者交谈。我很快就有了初步认识，并分析自己的情况，做出改变。是什么因素使我这么容易变胖，减肥却如此艰难？

我认为我的体重与遗传因素有很大的关系。我的母亲一辈子都在和体重做斗争，付出了超常的努力。她从没患上肥胖症，但与我一样，中年时她的体重比理想体重重了一二十千克。我记得有段时间她几乎不吃东西，只在早餐时吃两个鸡蛋和两片吐司，喝一杯茶，然后最多在晚餐时再喝一杯茶。这是她自己版本的蛋白质、碳水化合物平衡饮食，也是她自己版本的间歇性禁食方法。这种方法有一点作用。她从来没有过于肥胖，偶尔还能减轻一点体重。然而她也没瘦下来过，也从来不曾真正加入过"能吃的朋友圈"。这是成功减肥的兰迪对周围有些人的称谓。我记得母亲做了一大桌子菜，她自己却一点都不吃，我为她感到难过。

我在很小的时候就知道母亲将易胖体质遗传给了我。我的体形和长相像母亲，因而新陈代谢和脂肪的运作方式像她也不足为怪。

我的祖先也有体重问题，他们是印度东部人。你认为我的祖先经历过艰苦的时期吗？当然。印度自11世纪以来遭受过无数饥荒。因此，我应该也有类似皮马印第安人的"节俭基因"，这种基因有助于增加体重。会不会是SMAM-1病毒所导致的呢？这种会导致肥胖症的病毒首先在印度被发现。我们现在还不知道它是否会在人与人之间传染，但不排除这种可能性。

我还发现家庭成员之间可以共有某些体内菌群。处于不同环境的人的体内菌群是不同的，母亲可将其传给刚出生的婴儿。菌群会逐步具有从当地食物中提取营养物质的能力，帮助人们适应那里的环境。因此，可能我的印度血统在恶劣的环境下形成了非常高效的体内菌群，能分解食物中所有的营养物质，并将其储存为脂肪。可以说我的身体基本上不浪费食物，没有太多食物被分解为残渣。吃进去的基本上都留了下来。

遗传因素决定了我不易保持苗条身材，而体内的两个X染色体使我的减肥变得更加困难。我的丈夫是爱尔兰人和意大利人的混血后裔，他上大学时一天吞下含上万千焦热量的食物，却能保持苗条。我绝不可能像他这样进食。我是不会和他一起吃睡前甜点的。亲爱的，你只能自己吃完整份甜点了。

事实证明，过去减肥的方式也会对脂肪产生影响。我曾经多次减肥，体重不断反弹。我第一次减肥是在12岁的时候，20多岁时我总是减掉四五千克后体重又反弹回来。这对我的脂肪有什么影响呢？不断的反弹使脂肪变得更强大，更有耐力，也更熟练。正如鲁德·利贝尔、迈克尔·罗森鲍姆和约瑟夫·普罗耶托的研究所示，一旦你发现体内出现多余的脂肪并试图减少它，身体就会启动多种机制来恢复它原来的状态。我以前的减肥经历导致新陈代谢率比减肥前更低，肌肉变得更高效，消耗的热量更少。我总是觉得饿。正如功能性磁共振成像所示，那些曾经减过肥的人对食物的反应更强烈，想进食的念头也经常飘过我的脑海。

激素也是影响因素之一。我的身体对糖非常敏感，只吃一小块甜点就能让我的体重增加0.5千克。胰岛素正常运作，将这些热量完全储存为脂肪。这使血液指标看起来不错，在每年的体检中，我的甘油三酯水平基本正常，但我的牛仔裤码数越来越大。我从来不吃含糖的酸奶、冰激凌和麦片，尽管我的朋友吃这些食物也能保持苗条。正如迈克尔·詹森所说，这种储存脂肪的能力使血管保持清洁，但它阻碍了我的减肥进程。

在我40多岁时，脂肪产生激素的能力慢慢降低，我的生长激素、睾酮和雌激素水平下降，使新陈代谢率降低，瘦体重减轻，减肥变得更加困难。减掉四五千克再反弹已经是过去的事了，现在我已经增重近13千克，而且懒得减肥。

综上所述，我的基因、性别、年龄、激素水平以及像悠悠球一样的减肥史都对减肥不利，体内的菌群可能也起同样的作用。所有这些因素结合在一起使脂肪逐渐堆积在我的体内，我的多次减肥尝试也变得越来越难。我的脂肪显然很聪明，它知道如何在逆境中生存。即使我吃得比健身教练要求的还少得多，也只能减轻一点体重而已。我处于钟形曲线的最底端，为了保持身材，我远比大部分人吃得少。

经过研究，我还了解到哪些问题没有发生在我的身上。我没有明显与肥胖症相关联的基因变异（如*ob*基因等）。如果我有易于增脂的基因变异（如变异FTO基因，见第7章），体重控制将更加困难。我的激素分泌基本正常，这是我开始研究时担心的事。除了随年龄增大普遍出现的激素水平下降和新陈代谢率降低问题之外，我没有其他严重的健康问题。我没有什么大问题，只是不容易减肥。

嗯，我现在对脂肪有了更深入的了解。做完这些研究后，我学到了很多相关知识。下一步，我该怎么做呢？

奋起抗争！这是我的灵魂与脂肪的斗争。大自然赋予我亲脂的身体，但也给了我钢铁般的意志。我一直是说到做到的人，未来也不会改变。如果身体能聪明地储存脂肪，我会用更聪明的方法减掉它。如果脂肪坚定地留下来，我要用更大的决心让它离开，用意志力战胜脂肪。一旦我的决心已下，脂肪就不可能赢得这场战斗。

这不是说我没有学会爱脂肪。我爱脂肪。事实上，我终于体会到脂肪这些年到底经历了什么。它在婴儿期保护我，发动我的青春期，促进生殖系统发育。在我哺育孩子时，脂肪分解，参与乳汁分泌。而现在脂肪在我的体内，需要的时候可以作为抵抗病魔的缓冲区。

虽然我很感激脂肪，但随着年龄增长，脂肪越来越多是不健康的。向它坚定地说"不"也是爱它的一种表现，就像对待一个被宠坏的孩子一样。我爱你——脂肪，但如果你不长驻在我的身体里，我俩都会更好。

因此，现在……我在和脂肪战斗。我们斗争、谈判、争夺胜利。这不像经历婚变，否则双方的心情都很复杂。不过，在早期与脂肪的斗争中，它一直占优势。现在有什么区别呢？如今的我可以洞悉脂肪玩的每一个把戏。有了关于脂肪的知识，我坚定了和它战斗下去的决心。我的基因对脂肪有利？激素水平降低了？新陈代谢率更低了？好吧，我少吃一点，比以前吃得更少。

我开始间歇性禁食。如果我的基因适合我在饥荒时期生存，就创造这样的机会。我在早上8点吃一份仅含840千焦热量的早餐，午餐热量约为2000千焦，下午3点再吃一份含840千焦热量的下午茶。这些饮食的配比基本上是同等分量的碳水化合物和蛋白质，再加20%的脂肪。我尽量不摄入精制碳水化合物。我不吃晚餐，这样每天禁食时间大约为17小时。如果晚上太饿，我会吃一把坚果或者一小片奶酪，喝一杯热花草茶。就是这样啦。如果有必要分散注意力，我就看看电视或者和孩子们玩玩游戏。每天起床后，我就严格执行这个计划。

这样做并不容易。每天晚上，我为孩子们做晚餐，自己却不吃，他们觉得很奇怪。这话听起来有点耳熟，是吧？在我小时候，妈妈就是这样做的，当时我就有这种感觉。不过，我并不觉得难过，反而感到自己强大。我在给脂肪上课，每天测量体重。两周内，我减了1.4千克。我希望能减得更多，不过我学会了循序渐进。

我慢慢养成了新的习惯，感到自己变得更强大，尽管在此后的几周里我只减了一两千克，仅此而已。体重就像个跷跷板，今天重0.5千克，明天减轻1千克，后天又重了0.5千克。这种情况持续了大概一个月，我总共只减了1.8千克体重。脂肪想玩点狠的？好吧，我又参加了运动训练。

正如迈克尔·丹辛格博士所说的（见第10章），不运动是很难减到目标体重的。我开始在早上禁食的状态下跑步。我认为这个时候跑步的效果比饭后运动的效果更好，可以在促进葡萄糖代谢的同时防止脂肪堆积。我开始每隔一天跑步30分钟。现在我又进步了，一周内减掉了0.9千克。在不跑步的日子，我又增加了30分钟力量训练，每周3次，又多减了0.5千克。体重减轻的过程缓慢，我告诉自己这是在增肌。此后两周，体重保持稳定。7周内，体重总计减掉了2.3千克。加油！

虽然一切还在继续，但我的饥饿感更强了，我对吃过度着迷。正如安塞尔·基斯的研究所示（见第11章），我会注意到周围与食物相关的一切：电视、杂志、所有在我周围进食的人。我甚至会注意到以前反感的食物，如动物内脏和洋葱等。上床睡觉的时候，我都会想着食物。我的丈夫喜欢我养成的新习惯，每晚临睡前大谈我想吃的食物。每天他谈的食物都不同，奇怪的是我不想吃甜食，只是想吃一些能填饱肚子的食物，如比萨、鸡肉可丽饼、培根鳄梨火鸡三明治等。这真是一个幻想中的世界。我的脂肪控制我的意识，用前所未有的方式与我对抗。由于禁食期间瘦素水平急剧下降，而且生长激素主要在夜间分泌，我产生了强烈的饥饿感和对食物的幻想，但我的态度很坚决。脂肪，你是不会得逞的，一切尽在我的掌控之中。幸运的是，睡眠状态下瘦素水平回升。当我睡醒时，食欲消失了，前一天晚上对食物的渴望不见了，仿佛它们只是出现在梦里。

为了走出平台期，我开始在电子表格上做详细的饮食记录。我计算每一种食物的热量，每天摄入的热量不会超过4200千焦。这是美国国家糖尿病、消化系统疾病和肾病研究所对低热量饮食的定义，比低热量饮食更低一级的是极低热量饮食，即每天摄入的热量不超过3300千焦。我的脂肪实在太顽固了，我不得不采用这种极端的低热量节食法，尽管并没有太多的人用这种方法减肥。

由于每天测量体重，我可以根据体重计的读数分析摄入的食物与体重的关系。我发现某些碳水化合物对我的影响比其他食物的影响更大。比萨就是一个大问题，即使我只吃午餐，不吃晚餐，但只要吃一块比萨，我就能长0.5千克。因此，我喜欢的这种食物上了黑名单。饼干是另一个问题。有一个月每天下午3点，我都会吃一块饼干。结果呢？我的体重增加了0.7千克。你相信吗？增加的体重可能是水，但也不全是水。因此，现在饼干也上了黑名单，我一个月都不吃一块。奇怪的是，我吃几块巧克力反而没事，喝香草拿铁和热巧克力饮料也可以。太好了，现在想吃甜食时可以有新的选择了。我可以忍受这种状况。

哦，顺便提一句，按照目前流行的理论，我的节食方法应该是完全行不通的。想想以下论调我们听过多少次：进食可以促进新陈代谢，为了减重，你需要摄入足够的热量。这是减肥教练经常提到的观点，我们在《超级减肥王》中也经常听到这种论调。当我的私人教练要求我用这种方法训练时，我的体重增加了。事实上，即使我按计划每天训练两小时，若想减掉脂肪，我每天摄入的热量也不能超过5000千焦。

不过，我发现间歇性禁食（在部分时间保持饥饿状态）有利于减肥。你能打败脂肪。我们有多少次听到不能摄入碳水化合物的警告呢？但我发现以某种方式摄入适量的碳水化合物时体重并没有增加。正如埃兰·西格尔博士的研究所示（见第10章），每个人对不同食物的反应是不同的。

现在我想弄清楚究竟哪种食物能帮助我减肥。关于体内菌群的相关研究表明，沙拉是不错的减肥食物，它可以加快体重减轻的速度。绿叶蔬菜中的粗纤维不易消化，即使对细菌来说也是如此。因为菠菜和羽衣甘蓝便宜，我选择它们作为促进体内菌群生长的食物。我的肠道内的菌群分布可能因此而改变，使我的身体变得更瘦。我避开高热量食物，吃更多的生蔬菜，我体内的菌群从食物中摄取的热量减少，产生了更多的食物残渣。

不过还有一个问题，即使我再加一些蛋白质和脂肪，也似乎不能在吃一份沙拉之后就感觉饱了。我发现自己不断想到食物，思考我还有什么可以吃。后来，我想到一个办法，在吃完沙拉之后增加一点碳水化合物，比如一个全麦面包或者几粒小熊咀嚼糖。瞧！饥饿感消失了，我想我知道原因：一项研究表明胰岛素对摄入食物有抑制作用。我想，食用全麦面包或咀嚼糖时分泌的胰岛素刚好让我感觉到饱（这也解释了当我采用极低碳水化合物饮食法时经常感到饥饿的原因）。我的小伎俩奏效了。吃了这些珍贵的碳水化合物几分钟后，我不再想食物，而是回去工作了。

我的体重还在减轻，但速度缓慢。5周后，我又艰难地减掉了1.8千克。即使参加运动训练，进行间歇性禁食，控制每天摄入的热量不超过4200千焦，减少碳水化合物的摄入，注意健康饮食，幸运的话，我一周也只能减掉0.5千克。那些晚餐少吃点就能减肥的朋友告诉我他们一周能减掉1.4~1.8千克，但我做不到。不过，我也不会为自己感到难过，这只会坚定我战胜脂肪的决心。

在第13周的时候，我似乎到了平台期。我几乎不吃东西，还参加运动训练，两个月时间总共减掉了4.5千克。我将跑步时间延长到40分钟，增加了HIIT（见第10章）。我在每隔一天的40分钟跑步时间里穿插了8组4分钟的HIIT，每组训练包括20秒高强度运动和10秒低强度运动。

以上进展都还不错。在接下来的一个月里，我又减掉2.3千克，这3个月总共减了6.8千克。不过年底快到了，节假日里免不了有公司聚餐和家族聚会。我在感恩节那天吃了晚餐，第二天晚上又吃了剩下的食物。

连着吃了两天山核桃馅饼，哦，不。我可能掉入节食者危险的二分法思维陷阱里了，他们认为节食要么成功要么失败，没有中间路线。这种思维方式会导致一次又一次失败。我注意到了这一点，强迫自己回到正轨，一定要做到。感恩节后的那个周六，我跑了50分钟，周日开始间歇性禁食。这起到了效果。不过，圣诞节马上就要到了。

节日一般是平台期。这些节日一年只有一次，往往有太多的甜点和其他美味的食物等着你。我身陷其中，放纵自我，但我居然一点都没有变重。这就是体重设定点理论的好处：只要身体尽其所能减掉部分体重，它就会努力保持新体重不增加。身体只是在试图维持一个体重设定点。我现在开始喜欢脂肪的这些小伎俩了。

第二年1月，我回过头来认真总结减肥计划：坚持间歇性禁食（下午3点后不进食）；每隔一天跑30～45分钟，中间穿插HIIT；次日则做举重训练，促进肌肉生长和生长激素分泌。我的早餐包括一片面包和一些蛋白质。如果赶时间的话，我就吃一根能量棒。午餐是一份鸡肉沙拉和一个全麦面包。下午3点左右，我会喝一点汤或者吃中午剩下的沙拉。这就是全天的食谱。我认真执行这一饮食计划，每天最多摄入4200千焦热量。

体重再一次减轻，但速度更慢。我注意到现在我的决心没有那么坚定了，在节假日我似乎就要放弃了。危险的二分法思维陷阱在向我招手。虽然我还在按原计划减肥，时不时原谅自己犯的小错误，但每次犯错后我还会重返正轨，但我的脂肪在节假日变得更加聪明。我自认不是饥一顿饱一顿，但饮食不规律显然有影响，脂肪利用我的弱点坚守阵地。正如以前一样，运动没有什么效果，间歇性禁食的作用也不大。我的新陈代谢率可能进一步降低，运动时肌肉更有效率。该死！这就是放纵自己的后果。

除此之外，我在跑步时腹股沟被拉伤，这提醒我不再是20来岁的年纪了。谢谢你，身体。现在腿痛到不能走路，但我没有对自己心慈手软。我改用椭圆机进行训练，并且继续坚持原来的HIIT。整个1月和2月的前半个月，我的体重没有变化。虽然我的心里有些失落，但我没有放弃，还在执行原来的计划。

2月的第三周，我减掉0.9千克。体重又一次减轻了，但这个月我只减掉了0.9千克。脂肪真的是在奋力战斗。我现在变得漂亮了，状态良好。我应该停下脚步吗？不，我还想再减5千克。我的计划再次升级：摄入更少的碳水化合物。谢谢你，胰岛素，你变得更有效率，让血液中的甘油三酯和流动的营养物质减少，但我现在让你不要将任何多余的热量存入脂肪。除了在吃沙拉后偶尔会吃几口严格定量的碳水化合物，我已经有一段时间没有吃促进胰岛素分泌的食物了。现在，我在午餐时间不会偶尔用三明治替代沙拉，也不可能再偷偷咬一口小松饼。都不会了。我将禁食时间延长到19小时，即只有上午10点到下午3点可以进食，而且认真完成训练任务，运动也不能落下。

运动的一个好处是激素水平似乎得到了提升。我的精力变得更好，我更乐观，性欲也比以往几年都强。这一定是睾酮的作用。运动后，我看起来不像以前那么累了，恢复时间也更短。我估计这是生长激素的作用。我的肌肉更结实，力量也更强了。哎呀，这种减肥方法非常耗时，而我还时常想念食物。

脂肪又开始非常缓慢地退缩了。如果我继续按原计划进行，一周还可以再减掉0.2千克。

当我向人们谈及我的节食计划时，大部分人认为我疯了。他们告诉我体重不能减轻是因为处于饥饿模式，导致身体消耗更少的热量。有人说，即使我吃的碳水化合物如此之少，也还是太多了。还有人说我在说谎，这条我喜欢。没有人吃这么少还瘦不下来。这种话我听腻了，也不需要再被这些自称"专家"的人评判。人们建议的减肥方法我都尝试过一遍，但没有一种奏效，现在我要按自己的方法来做。

顺便说一句，如果你认为我的节食计划不可思议，看看一些模特和演员为了保持身材而制订的食谱吧，他们向我们展示了什么是完美的形象。

模特纳塔利娅·沃佳诺娃和基拉·季赫佳尔以及演员帕特里夏·希顿、马西娅·克罗斯、马修·麦康纳这些人就是前文提到的采用极端方法保持身材的人。他们中的有些人连续饿好几天，有些人用棉花球蘸点果汁充饥（这当然对体内菌群不利），有些人喝泻药或肠道清洁剂减肥。有些人每天摄入的热量不超过2100千焦。在一次采访中，51岁的帕特里夏·希顿说，她为了减肥一整天不吃饭，只喝3瓶水。更糟的是，一些模特为了保持身体还吃些合法或者不合法的药物。要效仿这些明星的做法吗？不，谢谢。相比较而言，我的节食法（即每天摄入4200千焦热量，部分时间禁食）就像进食过量了。我还是采用自己的节食方法为好。

我又忍受了3个月的饥饿，坚持按计划运动，像德国工程师一样严格进行时间管理。结果怎么样？到了夏天，我终于又减掉了4.5千克。我赢了。脂肪从我的身上撤退了，紧身牛仔裤又变得合身了。这是一场意志力的较量，以我的胜利结束。你知道吗？脂肪看起来没有不高兴。随着时间的推移，我不会经常感到饿了。即使我偶尔越界，体重也不轻易反弹。我的身体发生了变化，似乎适应了晚上禁食的习惯。我能感受到下午5点左右它就做好了准备。即将进入禁食时间时，我能感觉到身体的平静。现在正常吃晚餐的话，身体反而不适应了。当吃了一顿生日大餐或者参加商务晚宴后，我会感觉不舒服。睡觉前，我还会想吃某些食物，但这种欲望没有以前那么强烈了。饥饿时想想节食的重要性，忍一忍就过去了。

当开始节食时，我痛恨运动，这是一件苦差事。我现在不运动反而浑身不自在，不上跑步机就觉得少点什么。身体已经适应了新的生活规律。脂肪的作用被削弱，而它也适应了这一点。我的体重达到了一个新的设定点。

我没有被来之不易的成功蒙蔽双眼。脂肪只是在耐心等待，如果我多次越界，它随时准备回来。要保持体重，节食和运动计划不能中断。这和美国国家体重控制注册系统跟踪的那些调查对象的情况类似。我还会每天记录饮食情况，因为这可以让我更加注意热量的摄入。我可能会将进食时间改为每天7小时，但我还是比大部分中年人吃得少，运动得多。这是由我的身体需求决定的，但我不以为苦。脂肪和我现在彼此尊重、和平共处。

任何人想要管理脂肪，不仅要有足够的决心和毅力，还应以开明的态度理解自己的脂肪。你比同年龄段的人更胖或更瘦，这是由多方面的因素造成的。通常人们认为饮食过度导致肥胖，但这只是其中的一个原因。看到这里，你会了解到遗传因素、体内菌群、性别、年龄、族群的生存史、激素以及过往的饮食习惯都会对体重产生影响，有助于或者不利于体重的减轻。如果有多余的脂肪在体内堆积一年以上，它就会控制身体资源，你可能要付出超常的努力才能减掉它。

不要害怕，你可以做到。我和其他成功的节食者用活生生的事例证明了个人意志的强大，意志是可以战胜脂肪的。调动你的热情和战斗意志，利用你的怒火、复仇心理以及所有因脂肪而起的愤怒情绪与脂肪战斗。脂肪是个大骗子，而你要用全部的意志赢得这场战斗。

不过，在这场与脂肪的战斗中，不要忘记爱它、尊重它。当体内堆积大量脂肪时，脂肪可能变得自以为是，但它依然在身体里发挥着重要作用。一旦将脂肪量降到健康水平，脂肪回到应有的位置，它就会为你服务，保护你的健康。

第 13 章

脂肪的未来

CHAPTER 13 ——————————————————————————————

　　自从西奥多·葛布利、戴维·里滕伯格、鲁道夫·舍恩海默等科学家先后发现脂肪分子的特点后，又出现了很多脂肪方面的新研究成果。人们对脂肪的了解有了如此巨大的变化，谁知道以后还会发现什么？正在进行的研究告诉我们，脂肪的功能远远超过了我们的想象。

　　最近的研究发现，脂肪组织可储存干细胞，它们像变色龙一样，可以分化成神经细胞、肌肉细胞、骨细胞和脂肪细胞等。自然界创造干细胞的目的是确保在需要时这些细胞可以形成人体内最重要的组织，引人注目的是脂肪也是这些重要的组织之一。脂肪不仅可以由干细胞生成，还可以储存干细胞。

　　脂肪干细胞的发现让科学家感到惊讶。长期以来，人们知道胚胎中存在能生成不同组织的干细胞，在成人的骨髓中还存在一种功能相对较少的干细胞。然而，科学家帕特里夏·朱克和她的团队成员于2001年在加州大学洛杉矶分校仔细地观察从接受吸脂术的患者的臀部和胃部抽取的脂肪，进而发现了脂肪干细胞。220克脂肪就可能产生5千万到1亿个干细胞。朱克说："大多数人认为脂肪是无用的，但我们发现它携带大量重要的干细胞，这些干细胞可以形成许多不同的组织。以前没人发现这一点，新闻界对此表现出强烈的兴趣。脂肪可以用于治疗疾病，人们对这一点感到震惊。"

脂肪干细胞存在于脂肪中，脂肪广泛分布于人体之内，它可以使人体在需要时更新重要组织。我们采集的脂肪干细胞可根据需要分化为软组织，或分化为可生长的骨骼和肌肉。脂肪这个曾经饱受诟病的器官最终可能成为治疗损伤，甚至为肿瘤患者更换组织的关键。

自从朱克于2001年发现脂肪干细胞以来，有关这种干细胞应用的研究越来越多。2004年，斯蒂芬·伦德克尔博士将脂肪干细胞用于修复一位颅脑受到严重损伤的7岁女孩的头骨。几年后，得克萨斯州安德森癌症中心的埃克福德·阿尔特博士对患有心脏病的猪进行脂肪干细胞研究。仅仅8周后，接受干细胞治疗的猪的心脏功能比没有接受治疗的猪的心脏功能更好。脂肪干细胞研究多次表明它具有加速愈合创面的能力。例如，中国的研究人员分别向患糖尿病的大鼠和正常大鼠的体内注入脂肪干细胞，结果发现大鼠体内分泌大量生长因子，细胞的愈合能力明显增强，从而促进皮肤再生。

得克萨斯州前州长里克·佩里于2011年用脂肪干细胞治疗背部疼痛引起轰动。研究人员从他的脂肪中提取脂肪干细胞，这些脂肪干细胞经过实验室培养后，通过手术注回他的体内。他的办公室主任称他对治疗结果很满意，他的身体迅速恢复。然而这一程序未经美国食品药品监督管理局批准，引起各方争议。

脂肪干细胞还被用在整形手术中，这一点也不奇怪。佛罗里达州永恒美学研究中心的创始人、整容外科医生沙伦·麦奎兰博士告诉《迈阿密先驱报》记者："我们可以在人的面部肌肉上覆盖一层来自脂肪的青春面孔，你再也看不到上面的鱼尾纹。"63岁的唐娜·阿诺尔德的整容手术由麦奎兰博士主刀，他从阿诺尔德的腰部抽取脂肪，再将其注入她的面部的多个部位。阿诺尔德说："皱纹不见了，我感觉比以前更健康，状态更好。我又回到每天运动、好好照顾自己的日子了。"

这种手术不是仅仅转移脂肪，它的效果不像脂肪填充术那样会随着时间推移而消失。脂肪干细胞被认为可塑性更强，它能分泌大量生长因子，在更长的时间里保持预期效果。

脂肪不仅可以用于提取干细胞，还有其他作用。棕色脂肪最终可能用于减少不健康的脂肪。波士顿乔斯琳糖尿病中心的克里斯廷·斯坦福博士将一只小鼠的棕色脂肪植入一组超重小鼠的腹腔内，在对照组的超重小鼠腹腔内植入白色脂肪。12周以后，斯坦福观察两组小鼠时发现植入棕色脂肪的小鼠的胰岛素敏感性比对照组中小鼠的高，它们的体重较轻，消耗的热量较多，而这两组小鼠所吃的食物是完全一样的。斯坦福说："这项研究进一步证明，棕色脂肪是非常重要的代谢组织，可以用于治疗肥胖相关疾病（如糖尿病、代谢综合征和胰岛素抵抗等）。"

现在，科学家把干细胞和棕色脂肪的作用联系在一起。悉尼加尔万研究院的保罗·李博士是一位内分泌学家，他一直在研究从脂肪中提取的干细胞转化为棕色脂肪细胞的能力。李和他的团队成员已经能够在体外培养人体棕色脂肪。未来将棕色脂肪重新注回人体内，可能成为分解白色脂肪的一种方法。李博士说："我们知道几乎所有人体内都存在棕色脂肪，或多或少都有。如果条件合适的话，我们可以刺激体内棕色脂肪的生长。研究人员未来也可能从人体内采集棕色脂肪细胞，在实验室中培养后再将其注回人体内，以增加棕色脂肪的量。"用可生长的棕色脂肪取代白色脂肪，这听起来似乎有些匪夷所思，但科学家认为这也许是可行的。

还有一些试图用自然手段激活棕色脂肪的方法。李博士曾经做过一些试验，让受试者处于寒冷的环境下，直到他们的身体发抖。李博士发现这些受试者的鸢尾素（一种由肌肉分泌的蛋白质）水平和FGF21（一种由棕色脂肪分泌的蛋白质）水平明显升高。研究发现，在实验室环境下，这两种蛋白质共同作用，可在6天后将白色脂肪细胞转化为棕色脂肪细胞。人体持续颤抖10～15分钟后，受试者所分泌的鸢尾素水平等同于做1小时中等强度运动后的水平。李博士说："我们估计运动可以达到打冷战的效果，因为在这两种过程中肌肉都会颤抖，而在运动刺激下分泌鸢尾素可能是从打冷战演化而来的。"还有谁去打网球吗？要不要大家都来试试冬泳？

新的脂肪研究加深了我们对脂肪的认识，即它与我们的脑部、免疫系统、骨骼、基因、体内菌群甚至干细胞相互关联、相互影响。随着研究的深入，科学家很可能会有更令人惊讶的发现。

尽管这些发现令人兴奋，但对超重人士的治疗并没有太大改变，人们依然对肥胖症患者持有偏见。人们仍然认为体内脂肪过多的人缺乏责任感、软弱、进食过量，对减肥需要付出的努力也没有充分的认识。大家普遍认为减肥时只要消耗的热量多于摄入的热量即可，而忽略了有关脂肪的科学知识，即它可能用多种手段捍卫自己的地位。

现在医生会用同情和善解人意的语气告诉患者他们有患肥胖症的风险，直截了当地建议他们减少热量摄入，然后把他们送走，但一次谈话可能不会让他们下决心减肥。

在医学界发现糖尿病复杂的发病机理前，对患者的治疗方法很简单。1922年胰岛素被发现，此前医生没有好的治疗手段。患者出现多种症状，如尿液中葡萄糖含量高，由于没有合适的治疗手段，他们会慢慢死去。弗雷德里克·艾伦是20世纪初期的一位医生和学者，他第一次发现糖尿病并不仅仅是血糖高——这是一种代谢紊乱方面的疾病。他创造性地通过控制热量摄入来治疗糖尿病：患者主要摄入蛋白质和脂肪，只摄入少量碳水化合物。许多患者采用了这一方案，他们比原来预计的多活了几年。

从此以后，治疗糖尿病的方案发生了很大变化。当患者被诊断患有糖尿病后，会有一个医疗团队为他服务。这个团队的成员包括初级保健医生、内分泌科医生、营养师、眼科医生、足科医生和牙医，他们将共同帮助患者应对这一疾病，治疗和控制它引起的各种症状。患者依然要对疾病进行自我管理，但有一个专业团队为他提供支持。

在治疗肥胖症方面，我们还处于初期阶段，但可以设想有一天肥胖症患者也能像糖尿病患者一样受到重视，在一个专业团队的帮助下接受治疗。

肥胖症患者不断增多，导致相关的保健费用不断攀升，因此监管部门的官员开始改变对脂肪的态度。2013年，美国国会起草了《治疗和减少肥胖症法案（草案）》，这个草案建议将治疗肥胖症的行为疗法列入医保范围，相关药物也列入医保范围。同样在2013年，美国医学会认定肥胖症是一种需要进行医疗干预的疾病。该学会会员帕特里斯·哈里斯说："将肥胖症认定为一种疾病有助于改变美国目前的肥胖症高发状况，现在大约1/3的美国人受到肥胖症的困扰。"这使将肥胖症纳入医保范围有了新的依据。

这些都是好消息，但这些行动并不能阻止肥胖症的发生。维持自己的体重比减轻体重容易得多。即使颁布新的健康法案，大部分医疗保险也只能覆盖那些BMI达到或超过35的特别肥胖的人士，报销他们治疗肥胖症的费用。许多超重人士为了达到报销费用的标准还得先增加体重。如果体重确实增加到这一标准，减肥将变得更加困难。因为这时脂肪已经存在于人体内，它做好了长期生存的各种准备。这一阶段借助医疗手段减肥风险大、成本高，获得成功的可能性也更小。

我们更应该将资金用于肥胖症的预防。肥胖症的高危人群（如有肥胖症家族史的人）在营养师和教练的指导下进行早期干预，可能更易见到成效，这将省下数十亿美元的花费。人们迟早会认识到这个事实。

如果我们做到这一点，是否将不再受脂肪的困扰？它能否像肌肉和骨骼一样仅仅是身体的一个组织或器官？很难想象人们不再对脂肪又爱又恨时世界会变成什么样子。也许有一天人们终将为脂肪正名，承认它是一个仁慈且易适应的器官，正如它本来的样子。令人惊叹的科学研究已经展示了脂肪的多种功能，我们的目标是通过脂肪管理将它的潜能充分发挥出来。

致谢
Acknowledgments

——

为完成本书，很多人付出了大量努力，在此我要感谢这些为本书写作提供专业意见和帮助的人。

首先，我必须感谢我的丈夫，他是第一个相信本书能写成的人。感谢他不断鼓励我，帮我照顾家人，让我有时间开展研究，发愤写作。没有他的话，这本书不可能完成。

其次，我想感谢我的经纪人理查德·派因，他是文学界中第一个相信这本书能写成的人。我还保存着我们第一次联系时的电子邮件，其中写道："让我们一起工作吧。"从那封电子邮件开始，一切都发生了改变。他是一位导师和知己，给我提供了很多帮助。

汤姆·梅尔是本书原著的编辑，他为了让这本书尽善尽美做了大量工作。与他合作是一件幸运的事。W. W. 诺顿出版公司的其他人也对本书的出版有贡献，其中包括瑞安·哈林顿、梅雷迪思·麦金尼斯、萨拉·博林、比尔·托内利、比尔·菲利普斯、戴维·贝尔。罗伯特一家也为本书的出版发行提供了有见地的编辑和营销建议。与他们一起工作，我学到了很多东西，这对我未来的工作有益。

再谈到家庭，我还要真心感谢两位可爱的女儿，她们对我长时间待在办公室中写作表现出极大的耐心。我希望有一天她们会读到这本书，我感谢她们的牺牲。现在，我们终于有时间一起玩一下了。

当然，我还要感谢我采访的所有科学家、医生和患者，谢谢他们向我分享他们的故事。他们的故事让这本书增色不少，让它变得更加生动、真实、可信。他们中的许多人还参与审核和编辑相关采访内容，不但保证了文字的准确性，还补充了信息和参考文献。对于每一位致力于研究和理解脂肪的人，世人会感谢你们所做的一切！

参考文献

References

序

[1] Monica Rizzo,"Countdown to Glam!", *People*, March 3, 2008.

[2] Valerie Bertinelli, *Losing It: And Gaining My Life Back One Pound at a Time* (New York: Atria Books, 2008).

前言

[1] Barbara Walters interview with Newt Gingrich on *The 10 Most Fascinating People of 1995*, ABC.

[2] U.S. Department of Homeland Security, *Budget-in-Brief: Fiscal Year 2014*.

[3] "A Quarter of Germany Is Obese: Experts", *The Local,* August 7, 2013.

[4] "Obesity Update: June 2014", Organisation for Economic Cooperation and Development.

[5] Peter Stearns, *Fat History: Bodies and Beauty in the Modern West*, 2nd ed. (New York: NYU Press, 2002).

[6] Thomas Cation Duncan, *How to Be Plump: Or Talks On Physiological Feeding (1878)* (Whitefish, MT: Kessinger Publishing, 2010).

[7] Elena Levy-Navarro, ed., *Historicizing Fat in Anglo-American Culture* (Columbus: The Ohio State University Press, 2010).

[8] Lois W. Banner, *American Beauty: A Social History · · · Through Two Centuries of the American Idea, Ideal, and Image of the Beautiful Woman* (New York: Alfred A. Knopf, 1983).

[9] Hillel Schwartz, *Never Satisfied: A Cultural History of Diets Fantasies and Fat* (New York: The Free Press, 1986).

[10] J. L. Hargrove, "Does the History of Food Energy Units Suggest a Solution to 'Calorie Confusion'?", *Nutrition Journal* 6, no. 44 (2007): 1–11.

[11] Jim Painter, "How Do Food Manufacturers Calculate the Calorie Count of Packaged Foods?", *Scientific American*, July 31, 2006.

[12] W. C. Cutting, D. A. Rytand, and M. L. Tainter, "Relationship Between Blood Cholesterol and Increased Metabolism from Dinitrophenol and Thyroid1", *Jounal of Clinical Investigation* 13, no. 4 (July 1, 1934): 547–52.

[13] "Woman Died After Accidental Overdose of Highly Toxic Diet Pills", *The Guardian*, July 23, 2015.

[14] Barbara Walters interview with Oprah Winfrey on *The 10 Most Fascinating People of 2014*, ABC.

第1章　脂肪的作用超乎我们的想象

[1] Asim Kurjak and Frank A. Chervenak, eds., *Textbook of Perinatal Medicine*, 2nd ed. (Boca Raton, FL: CRC Press, 2006), p. 6.

[2] C. M. Poissonnet, A. R. Burdi, and S. M. Garn, "The Chronology of Adipose Tissue Appearance and Distribution in the Human Fetus", *Early Human Development* 10, nos. 1–2 (September 1984): 1–11.

[3] D. Haslam, "Obesity: A Medical History", *Obesity Reviews* 8, no. S1 (2007): 31–36.

[4] A. Hassall, "Observations on the Development of the Fat Vesicle". *Lancet* (1849): 163–64.

[5] G. Frühbeck, J. Gómez-Ambrosi, F. J. Muruzábal, and M. A. Burrell, "The Adipocyte: A Model for Integration of Endocrine and Metabolic Signaling in Energy Metabolism Regulation", *American Journal of Physiology—Endocrinology and Metabolism* 280, no. 6 (June 2001): E827–47, p. E828 first paragraph.

[6] K. J. Ellis, "Human Body Composition: In Vivo Methods", *Physiological Reviews* 80, no. 2 (April 2000): 649–80.

[7] R. Schoenheimer and D. Rittenberg, "Deuterium as an Indicator in the Study of Intermediary Metabolism: VI. Synthesis and Destruction of Fatty Acids in the Organism", *Journal of Biological Chemistry* 114 (1936): 381–96.

[8] B. Shapiro and E. Wertheimer, "The Synthesis of Fatty Acids in Adipose Tissue in Vitro", *Journal of Biological Chemistry* 173 (1948): 725–28.

[9] Rexford Ahima, *Metabolic Basis of Obesity* (New York: Springer Science and Business Media, 2011).

[10] E. A. Oral et al., "Leptin-Replacement Therapy for Lipodystrophy", *New England Journal of Medicine* 346, no. 8 (February 21, 2002): 573.

[11] M. Harms and P. Seale, "Brown and Beige Fat: Development, Function and Therapeutic Potential", *Nature Medicine* 19 (October 2013): 1252–63.

[12] R. Padidela et al., "Severe Resistance to Weight Gain, Lack of Stored Triglycerides in Adipose Tissue, Hypoglycaemia, and Increased Energy Expenditure: A Novel Disorder of Energy Homeostasis", *Hormone Research in Poediatrics* 77, no. 4 (April 2012): 261–68.

[13] E. Overton, "The Probable Origin and Physiological Significance of Cellular Osmotic Properties", *Vierteljahrschrift der Naturforschende Gesselschaft* (Zurich) 44, (1899): 88–135. Trans. R. B. Park, in *Biological Membrane Structure*, ed. D. Branton and R. B. Park (Boston: Little, Brown & Co., 1968), pp. 45–52.

[14] M. Edidin, "Lipids on the Frontier: A Century of Cell-Membrane Bilayers", *Nature Reviews Molecular Cell Biology* 4, no. 5 (May 2003): 414–18.

[15] Pierre Morell and Richard H. Quarles, "Characteristic Composition of Myelin", in *Basic Neurochemistry: Molecular, Cellular and Medical Aspects*, 6th ed., ed. G. J. Siegel, B. W. Agranoff, R. W. Albers, et al. (Philadelphia: Lippincott-Raven, 1999).

[16] "Essential Fatty Acids: The Work of George and Mildred Burr", *The Journal of Biological Chemistry* 287, no. 42, (October 12, 2012): 35439–41.

第 2 章　脂肪能与身体对话

[1] C. T. Montague et al., "Congenital Leptin Deficiency Is Associated with Severe Early-Onset Obesity in Humans", *Nature* 387, no. 6636 (June 26, 1997): 903–8.

[2] Coleman quote taken from: D. L. Coleman, "A Historical Perspective on Leptin", *Nature Medicine* 16, no. 10 (October 2010): 1097–99.

[3] A. M. Ingalls, M. M. Dickie, and G. D. Snell, "Obese, a New Mutation in the House Mouse", *Journal of Heredity* 41 (1950): 317–18.

[4] D. L. Coleman, "Effects of Parabiosis of Obese with Diabetes and Normal Mice", *Diabetologia* 9 (1973): 294–98.

[5] Y. Zhang et al., "Positional Cloning of the Mouse Obese Gene and Its Human Homologue", *Nature* 372 (1994): 425–32. (Erratum, Nature 374 [1995]: 479.)

[6] J. L. Halaas et al., "Weight-Reducing Effects of the Plasma Protein Encoded by the Obese Gene", *Science* 269 (1995): 543–46.

[7] S. Farooqi et al., "Effects of Recombinant Leptin Therapy in a Child with Congenital Leptin Deficiency", *New England Journal of Medicine* 341, no. 12 (September 16, 1999): 879–84.

[8] Robert Pool, *Fat: Fighting the Obesity Epidemic* (New York: Oxford University Press, 2001).

第 3 章　脂肪与生活息息相关

[1] Quotes from Frisch are taken from interviews as well as from: Rose E. Frisch, *Female Fertility and the Body Fat Connection* (Chicago: University of Chicago Press, 2004).

[2] Quotes from Dr. Lawrence Vincent are taken from: Rose E. Frisch, *Female Fertility and the Body Fat Connection* (Chicago: University of Chicago Press, 2004).

[3] R. E. Frisch and R. Revelle,"Height and Weight at Menarche and a Hypothesis of Critical Body Weights and Adolescent Events", *Science* 169, no. 3943 (July 24, 1970): 397–99.

[4] Pam Belluck,"Rose E. Frisch, Scientist Who Linked Body Fat to Fertility, Dies at 96", *New York Times*, February 11, 2015.

[5] R. E. Frisch and J. W. McArthur,"Menstrual Cycles: Fatness as a Determinant of Minimum Weight for Height Necessary for Their Maintenance or Onset," *Science* 185, no. 4155 (September 13, 1974): 949–51.

[6] R. E. Frisch, G. Wyshak, and L. Vincent,"Delayed Menarche and Amenorrhea in Ballet Dancers", *New England Journal of Medicine* 303, no. 1 (July 3, 1980): 17–19.

[7] "Ballerinas and Female Athletes Share Quadruple Health Threats", *Science Daily*, May 31, 2009, reporting on research from Medical College of Wisconsin.

[8] Susan Donaldson James,"Female Athletes Are Too Fit to Get Pregnant", *ABC News*, Sept. 2, 2010.

[9] P. K. Siiteri,"Adipose Tissue as a Source of Hormones", *American Journal of Clinical Nutrition* 45, no. 1 (January 1987): 277–82.

[10] F. F. Chehab et al.,"Early Onset of Reproductive Function in Normal Female Mice Treated with Leptin", *Science* 275, no. 5296 (January 1997): 88–90.

[11] W. H. Yu et al.,"Role of Leptin in Hypothalamic–Pituitary Function", *Proceedings of the National Academy of Sciences of the United States of America* 94, no. 3 (February 4, 1997): 1023–28. (Erratum, Proceedings 94, no. 20 [September 30, 1997]: 11108.)

[12] A. D. Strosberg and T. Issad,"The Involvement of Leptin in Humans Revealed by Mutations in Leptin and Leptin Receptor Genes", *Trends in Pharmacological Sciences* 20, no. 6 (June 1999): 227–30.

[13] M. Ozata, I. C. Ozdemir, and J. Licinio,"Human Leptin Deficiency Caused by a Missense Mutation: Multiple Endocrine Defects, Decreased Sympathetic Tone, and Immune System Dysfunction Indicate New Targets for Leptin Action, Greater Central Than Peripheral Resistance to the Effects of Leptin, and Spontaneous Correction of Leptin-Mediated Defects", *Journal of Clinical Endocrinology and Metabolism* 84, no. 10 (October 1999): 3686–95.

[14] R. E. Frisch,"Body Fat, Menarche, Fitness and Fertility",*Human Reproduction* 2, no. 6 (August 1987): 521–33.

[15] A. Strobel et al.,"A Leptin Missense Mutation Associated with Hypogonadism and Morbid Obesity", *Nature Genetics* 18, no. 3 (March 1998): 213–15.

[16] J. Licinio et al.,"Phenotypic Effects of Leptin Replacement on Morbid Obesity, Diabetes Mellitus, Hypogonadism, and Behavior in Leptin-Deficient Adults", *Proceedings of the National Academy of Sciences of the United States of America* 101, no. 13 (March 30, 2004): 4531–36.

[17] M. F. Pittinger et al.,"Multilineage Potential of Adult Human Mesenchymal Stem Cells", *Science* 284, no. 5411 (April 2, 1999): 143–47.

[18] T. Schilling et al.,"Plasticity in Adipogenesis and Osteogenesis of Human Mesenchymal Stem Cells," *Molecular and Cellular Endocrinology* 271, no. 1–2 (June 15, 2007): 1–17.

[19] M. A. Bredella et al.,"Increased Bone Marrow Fat in Anorexia Nervosa", *Journal of Clinical Endocrinology and Metabolism* 94, no. 6 (June 2009): 2129–36.

[20] W. H. Cleland, C. R. Mendelson, and E. R. Simpson,"Effects of Aging and Obesity on Aromatase Activity of Human Adipose Cells", *Journal of Clinical Endocrinology and Metabolism* 60, no. 1 (January 1985): 174–77.

[21] A. Sayers and J. H. Tobias,"Fat Mass Exerts a Greater Effect on Cortical Bone Mass in Girls Than Boys", *Journal of Clinical Endocrinology and Metabolism* 95, no. 2 (February 2010): 699–706.

[22] J. Shao et al.,"Bone Regulates Glucose Metabolism as an Endocrine Organ Through Osteocalcin", *International Journal of Endocrinology* 2015, Article ID 967673, 9 pages, 2015.

[23] I. R. Reid et al.,"Determinants of Total Body and Regional Bone Mineral Density in Normal Postmenopausal Women—A Key Role for Fat Mass", *Journal of Clinical Endocrinology and Metabolism* 75, no. 1 (July 1992): 45–51.

[24] D. A. Bereiter and B. Jeanrenaud,"Altered Neuroanatomical Organization in the Central Nervous System of the Genetically Obese (ob/ob) Mouse", *Brain Research* 165, no. 2 (April 13, 1979): 249–60.

[25] R. S. Ahima, C. Bjorbaek, S. Osei, and J. S. Flier,"Regulation of Neuronal and Glial Proteins by Leptin: Implications for Brain Development", *Endocrinology* 140, no. 6 (June 1999): 2755–62.

[26] A. Joos et al.,"Voxel-Based Morphometry in Eating Disorders: Correlation of Psychopathology with Grey Matter Volume", *Psychiatry Research* 182, no. 2 (May 30, 2010): 146–51.

[27] R. A. Whitmer et al.,"Central Obesity and Increased Risk of Dementia More Than Three Decades Later",

Neurology 71, no. 14 (September 30, 2008): 1057–64.

[28] S. Debette et al.,"Visceral Fat is Associated with Lower Brain Volume in Healthy Middle-Aged Adults", *Annals of Neurology* 68, no. 2 (August 2010): 136–44.

[29] K. J. Anstey et al.,"Body Mass Index in Midlife and Late-Life as a Risk Factor for Dementia: A Meta-Analysis of Prospective Studies", *Obesity Reviews* 12, no. 5 (May 2011): e426–37.

[30] N. Qizilbash et al.,"BMI and Risk of Dementia in Two Million People over Two Decades: A Retrospective Cohort Study", *Lancet Diabetes & Endocrinology* 3, no. 6 (June 2015): 431–36.

[31] Quotes from Judah Folkman and Rocío Sierra-Honigmann are taken from: M. Barinaga,"Leptin Sparks Blood Vessel Growth", *Science* 281, no. 5383 (September 11, 1998): 1582.

[32] M. R. Sierra-Honigmann et al.,"Biological Action of Leptin as an Angiogenic Factor", *Science* 281, no. 5383 (September 11, 1998): 1683–86.

[33] R. Strumia, E. Varotti, E. Manzato, and M. Gualandi,"Skin Signs in Anorexia Nervosa", *Dermatology* 203, no. 4 (2001): 314–17.

[34] R. Strumia,"Dermatologic Signs in Patients with Eating Disorders", *American Journal of Clinical Dermatology* 6, no. 3 (2005): 165–73.

[35] P. Fernández-Riejos et al.,"Role of Leptin in the Activation of Immune Cells", *Mediators of Inflammation* 2010 (2010), Article ID: 568343, 8 pages.

[36] J. Cason et al.,"Cell-Mediated Immunity in Anorexia Nervosa", *Clinical & Experimental Immunology* 64, no. 2 (May 1986): 370–75.

[37] E. Polack et al.,"Low Lymphocyte Interferon-Gamma Production and Variable Proliferative Response in Anorexia Nervosa Patients", *Journal of Clinical Immunology* 13, no. 6 (November 1993): 445–51.

[38] A. F. Osman et al.,"The Incremental Prognostic Importance of Body Fat Adjusted Peak Oxygen Consumption in Chronic Heart Failure", *Journal of the American College of Cardiology* 36, no. 7 (December 2000): 2126–31.

[39] M. R. Carnethon, et al.,"Association of Weight Status with Mortality in Adults with Incident Diabetes", *Journal of the American Medical Association* 308, no. 6 (August 8, 2012): 581–90.

[40] C. E. Hastie,"Obesity Paradox in a Cohort of 4880 Consecutive Patients Undergoing Percutaneous Coronary Intervention", *European Heart Journal* 31, no. 2 (2010): 222–26.

[41] Stuart MacDonald,"Fat heart patients 'live longer'", *The Sunday Times*, January 30, 2010.

第4章　当好脂肪走向对立面时

[1] G. S. Hotamisligil, N. S. Shargill, and B. M. Spiegelman,"Adipose Expression of Tumor Necrosis Factor-Alpha: Direct Role in Obesity-Linked Insulin Resistance", *Science* 259, no. 5091 (January 1, 1993): 87–91.

[2] S. P. Weisberg et al.,"Obesity Is Associated with Macrophage Accumulation in Adipose Tissue", *Journal of Clinical Investigation* 112, no. 12 (December 15, 2003): 1796–1808.

[3] H. Xu et al.,"Chronic Inflammation in Fat Plays a Crucial Role in the Development of Obesity-Related Insulin Resistance", *Journal of Clinical Investigation* 112, no. 12 (December 15, 2003): 1821–30.

[4] Y. Matsuzawa, S. Fujioka, K. Tokunaga, and S. Tarui. "Classification of Obesity with Respect to Morbidity", *Proceedings of the Society for Experimental Biology and Medicine* 200, no. 2 (June 1992): 197–201.

[5] Y. Matsiizawa et al.,"Visceral Fat Accumulation and Cardiovascular Disease", *Obesity Research* 3, S5 (December 1995): 645–7.

[6] C. A. Slentz et al.,"Inactivity, Exercise, and Visceral Fat. STRRIDE: a Randomized, Controlled Study of Exercise Intensity and Amount", *Journal of Applied Physiology* 99, no. 4 (October 2005): 1613–18.

[7] B. A. Irving et al.,"Effect of Exercise Training Intensity on Abdominal Visceral Fat and Body Composition", *Medicine and Science in Sports and Exercise* 40, no. 11 (November 2008): 1863–72.

[8] P. E. Scherer et al.,"A Novel Serum Protein Similar to C1q, Produced Exclusively in Adipocytes", *Journal of Biological Chemistry* 270, no. 45 (November 10, 1995): 26746–49.

[9] A. H. Berg et al.,"The Adipocyte-Secreted Protein Acrp30 Enhances Hepatic Insulin Action", *Nature Medicine* 7, no. 8 (August 2001): 947–53.

[10] W. L. Holland et al.,"The Pleiotropic Actions of Adiponectin Are Initiated via Receptor-Mediated Activation of Ceramidase Activity", *Nature Medicine* 17, no. 1 (January 2011): 55–63.

第5章　坚守阵地的脂肪

[1] R. L. Leibel and J. Hirsch,"Diminished Energy Requirements in Reduced-Obese Patients", *Metabolism* 33, no. 2 (February 1984): 164–70.

[2] M. Rosenbaum, J. Hirsch, D. A. Gallagher, and R. L. Leibel,"Long Term Persistence of Adaptive Thermogenesis in Subjects Who Have Maintained a Reduced Body Weight", *American Journal of Clinical Nutrition* 88, no. 4 (October 2008): 906–12.

[3] M. Rosenbaum et al.,"Low-Dose Leptin Reverses Skeletal Muscle, Autonomic and Neuroendocrine Adaptations to Maintenance of Reduced Weight", *Journal of Clinical Investigation* 115, no. 12 (December 2005): 3579–86.

[4] M. Rosenbaum, J. Hirsch, E. Murphy, and R. L. Leibel,"Effects of Changes in Body Weight on Carbohydrate Metabolism, Catecholamine Excretion, and Thyroid Function", *American Journal of Clinical Nutrition* 71, no. 6 (June 2000): 1421–32.

[5] M. Rosenbaum et al.,"Low Dose Leptin Administration Reverses Effects of Sustained Weight Reduction on Energy Expenditure and Circulating Concentrations of Thyroid Hormones", *Journal of Endocrinology and Metabolism* 87, no. 5 (May 2002): 2391–94.

[6] D. M. Thomas et al.,"Why Do Individuals Not Lose More Weight from an Exercise Intervention at a Defined Dose? An Energy Balance Analysis", *Obesity Reviews* 13, no. 10 (October 2012): 835–47.

[7] M. Rosenbaum et al.,"Energy intake in weight reduced humans", *Brain Research* 1350 (September 2, 2010): 95–102.

[8] M. Rosenbaum et al.,"Leptin Reverses Weight Loss-Induced Changes in Regional Neural Activity Responses to Visual Food Stimuli", *Journal of Clinical Investigation* 118, no. 7 (July 2008): 2583–91.

[9] P. Sumithran, et al.,"Long-Term Persistence of Hormonal Adaptations to Weight Loss", *New England Journal of Medicine* 365, no. 17 (October 27, 2011): 1597–604.

[10] T. L. Hernandez et al.,"Fat Redistribution Following Suction Lipectomy: Defense of Body Fat and Patterns of Restoration", *Obesity* 19, no. 7 (July 2011): 1388–95.

[11] F. Benatti et al.,"Liposuction Induces a Compensatory Increase of Visceral Fat Which Is Effectively Counteracted by Physical Activity: A Randomized Trial", *Journal of Clinical Endocrinology and Metabolism* 97, no. 7 (July 2012): 2388–95.

[12] S. Taheri et al.,"Short Sleep Duration Is Associated with Reduced Leptin, Elevated Ghrelin, and Increased Body Mass Index", *PLoS Medicine* 1, no. 3 (December 2004): e62.

[13] A. Everard and P. D. Cani,"Gut Microbiota and GLP-1", *Reviews in Endocrine and Metabolic Disorders* 15, no. 3 (September 2014): 189–96.

[14] R. L. Batterham et al.,"Critical Role for Peptide YY in Protein-Mediated Satiation and Body-Weight Regulation", *Cell Metabolism* 4, no. 3 (September 2006): 223–33.

[15] Rexford Ahima, ed., *Metabolic Basis of Obesity* (New York: Springer-Verlag, 2011), pp. 110–12.

第 6 章　细菌和病毒：体积微小，作用巨大

[1]N. V. Dhurandhar et al.,"Transmissibility of Adenovirus-Induced Adiposity in a Chicken Model", *International Journal of Obesity* 25, no. 7 (July 2001): 990–96.

[2]N. V. Dhurandhar et al.,"Association of Adenovirus Infection with Human Obesity", *Obesity Research* 5, no. 5 (September 1997): 464–69.

[3]R. L. Atkinson et al.,"Human Adenovirus-36 Is Associated with Increased Body Weight and Paradoxical Reduction of Serum Lipids", *International Journal of Obesity* 29, no. 3 (March 2005): 281–86.

[4]N. V. Dhurandhar et al.,"Human Adenovirus Ad-36 Promotes Weight Gain in Male Rhesus and Marmoset Monkeys", *Journal of Nutrition* 132, no. 10 (October 2002): 3155–60.

[5]M. Pasarica et al.,"Adipogenic Human Adenovirus Ad-36 Induces Commitment, Differentiation, and Lipid Accumulation in Human Adipose-Derived Stem Cells", *Stem Cells* 26, no. 4 (April 2008): 969–78.

[6]E. M. Laing et al.,"Adenovirus 36, Adiposity, and Bone Strength in Late-Adolescent Females", *Journal of Bone and Mineral Research* 28, no. 3 (March 2013): 489–96.

[7]W.Y. Lin et al.,"Long-Term Changes in Adiposity and Glycemic Control Are Associated with Past Adenovirus Infection", *Diabetes Care* 36, no. 3 (March 2013): 701–7.

[8]J. D. Voss et al.,"Adenovirus 36 Antibodies Associated with Clinical Diagnosis of Overweight/Obesity but Not BMI Gain: A Military Cohort Study", *Journal of Clinical Endocrinology and Metabolism* 99, no. 9 (September 2014): e1708–12.

[9]F. Bäckhed et al.,"The Gut Microbiota as an Environmental Factor That Regulates Fat Storage", *Proceedings of the National Academy of Sciences of the United States of America* 101, no. 44 (November 2, 2004): 15718–23.

[10]V. Ridaura et al.,"Cultured Gut Microbiota from Twins Discordant for Obesity Modulate Adiposity and Metabolic Phenotypes in Mice", *Science* 341, no. 6150 (September 6, 2013).

[11]T. S. Stappenbeck, L. V. Hooper, and J. I. Gordon,"Developmental Regulation of Intestinal Angiogenesis by Indigenous Microbes via Paneth Cells", *Proceedings of the National Academy of Sciences of the United States of America* 99, no. 24 (November 26, 2002): 15451–55.

[12]R. E. Ley, P. J. Turnbaugh, S. Klein, and J. I. Gordon,"Microbial Ecology: Human Gut Microbes Associated with Obesity", *Nature* 444 (December 21, 2006): 1022–23.

[13]P. J. Turnbaugh et al.,"An Obesity-Associated Gut Microbiome with Increased Capacity for Energy Harvest", *Nature* 444 (December 21, 2006): 1027–31.

[14]P. J. Turnbaugh et al.,"A core gut microbiome in obese and lean twins", *Nature* 457 (January 22, 2009): 480–84.

[15]E. Le Chatelier et al.,"Richness of human gut microbiome correlates with metabolic markers", *Nature* 500 (August 29, 2013): 541–46.

[16]P. J. Turnbaugh, F. Bäckhed, L. Fulton, and J. I. Gordon,"Diet-Induced Obesity Is Linked to Marked but Reversible Alterations in the Mouse Distal Gut Micro-biome", *Cell Host Microbe* 3, no. 4 (April 17, 2008): 213–23.

[17]A. Everard and P. D. Cani,"Gut Microbiota and GLP-1", *Reviews in Endocrine and Metabolic Disorders* 15, no. 3 (September 2014): 189–96.

[18]E. van Nood et al.,"Duodenal Infusion of Donor Feces for Recurrent Clostridium Difficile", *New England Journal of Medicine* 368, no. 5 (January 31, 2013): 407–15.

第 7 章　责怪父母：肥胖基因的遗传

[1]E. Ravussin et al.,"Effects of a Traditional Lifestyle on Obesity in Pima Indians", *Diabetes Care* 17, no. 9 (September 1994): 1067–74.

[2]L. O. Schulz et al.,"Effects of Traditional and Western Environments on Prevalence of Type 2 Diabetes in Pima Indians in Mexico and the U.S.", *Diabetes Care* 29, no. 8 (August 2006): 1866–71.

[3]Robert Pool, *Fat: Fighting the Obesity Epidemic* (New York: Oxford University Press, 2001).

[4]L. Pérusse et al.,"Familial Aggregation of Abdominal Visceral Fat Level: Results from the Quebec Family Study", *Metabolism* 45, no. 3 (March 1996): 378–82.

[5]C. Bouchard et al.,"The Response to Exercise with Constant Energy Intake in Identical Twins", *Obesity Research* 2, no. 5 (September 1994): 400–10.

[6]C. Bouchard et al.,"Response to Long Term Overfeeding in Twins", *New England Journal of Medicine* 322, no. 21 (May 24, 1990): 1477–82.

[7]C. Bouchard et al.,"Genetic Effect in Resting and Exercise Metabolic Rates", *Metabolism* 38, no. 4 (April 1989): 364–70.

[8]A. Tremblay, J. A. Simoneau, and C. Bouchard,"Impact of Exercise Intensity on Body Fatness and Skeletal Muscle Metabolism", *Metabolism* 43, no. 7 (July 1994): 814–18.

[9]J. E. Cecil et al.,"An Obesity-Associated FTO Gene Variant and Increased Energy Intake in Children", *New England Journal of Medicine* 359, no. 24 (December 11, 2008): 2558–66.

[10]M. Claussnitzer et al.,"FTO Obesity Variant Circuitry and Adipocyte Browning in Humans", *New England Journal of Medicine* 373, no. 10 (September 3, 2015): 895–907.

[11]T. O. Kilpeläinen et al.,"Genetic Variation near IRS1 Associates with Reduced Adiposity and an Impaired Metabolic Profile", *Nature Genetics* 43, no. 8 (June 26, 2011): 753–60.

[12]T. O. Kilpeläinen et al.,"Physical Activity Attenuates the Influence of FTO Variants on Obesity Risk: A Meta-Analysis of 218,166 Adults and 19,268 Children", *PLoS Medicine* 8, no. 11 (November 2011): E1001116.

第 8 章　我是女性，我有脂肪

[1]G. Rodríguez et al.,"Gender Differences in Newborn Subcutaneous Fat Distribution", *European Journal of Pediatrics* 163, no. 8 (August 2004): 457–61.

[2]W. W. K. Koo, J. C. Walters, and E. M. Hockman,"Body Composition in Human Infants at Birth and Postnatally", *Journal of Nutrition* 130, no. 9 (September 2000): 2188–94.

[3]C. P. Hawkes, et al.,"Gender and Gestational Age-Specific Body Fat Percentage at Birth", *Pediatrics* 128, no. 3 (September 2011): e645–51.

[4]J. Rigo et al.,"Reference Values of Body Composition Obtained by Dual Energy X-Ray Absorptiometry in Preterm and Term Neonates", *Journal of Pediatric Gastroenterology and Nutrition* 27, no. 2 (August 1998): 184–90.

[5]A. J. O'Sullivan,"Does Oestrogen Allow Women to Store Fat More Efficiently? A Biological Advantage for Fertility and Gestation", *Obesity Reviews* 10, no. 2 (March 2009): 168–77.

[6]W. C. Chumlea et al.,"Body Composition Estimates from NHANES III Bioelectrical Impedance Data", *International Journal of Obesity and Related Metabolic Disorders* 26, no. 12 (December 2002): 1596–1609.

[7]L. Davidsen, B. Vistisen, and A. Astrup,"Impact of the Menstrual Cycle on Determinants of Energy Balance: A Putative Role in Weight Loss Attempts", *International Journal of Obesity* 31, no. 12 (December 2007): 1777–85.

[8]A. J. O'Sullivan, A. Martin, and M. A. Brown,"Efficient Fat Storage in Premenopausal Women and in Early Pregnancy: A Role for Estrogen", *Journal of Clinical Endocrinology and Metabolism* 86, no. 10 (October 2001): 4951–56.

[9]B. N. Wu and A. J. O'Sullivan,"Sex Differences in Energy Metabolism Need to Be Considered with Lifestyle Modifications in Humans", *Journal of Nutrition and Metabolism* 2011 (2011), article ID: 391809.

[10]G. N. Wade and J. M. Gray,"Gonadal Effects on Food Intake and Adiposity: A Metabolic Hypothesis", *Physiology and Behavior* 22, no. 3 (March 1979): 583–93.

[11]L. E. Kopp-Hoolihan, M. D. van Loan, W. W. Wong, and J. C. King,"Longitudinal Assessment of Energy Balance in Well-Nourished, Pregnant Women", *American Journal of Clinical Nutrition* 69, no. 4 (April 1999): 697–704.

[12]O. Koren et al.,"Host Remodeling of the Gut Microbiome and Metabolic Changes During Pregnancy", *Cell* 150, no. 3 (August 3, 2012): 470–80.

[13]P. Deurenberg, M. Deurenberg-Yap, and S. Guricci,"Asians Are Different from Caucasians and from Each Other in Their Body Mass Index/Body Fat Per Cent Relationship", *Obesity Reviews* 3, no. 3 (August 2002): 141–46.

[14]P. T. Katzmarzyk et al.,"Racial Differences in Abdominal Depot-Specific Adiposity in White and African American Adults", *American Journal of Clinical Nutrition* 91, no. 1 (January 2010): 7–15.

[15]S. Nielsen et al.,"Energy Expenditure, Sex, and Endogenous Fuel Availability in Humans", *Journal of Clinical Investigation* 111, no. 7 (April 2003): 981–88.

[16]L. A. Anderson, P. G. McTernan, A. H. Barnett, and S. Kumar,"The Effects of Androgens and Estrogens on Preadipocyte Proliferation in Human Adipose Tissue: Influence of Gender and Site", *Journal of Clinical Endocrinology and Metabolism* 86, no. 10 (October 2001): 5045–51.

[17]M. L. Power and J. Schulkin,"Sex Differences in Fat Storage, Fat Metabolism, and the Health Risks from Obesity: Possible Evolutionary Origins", *British Journal of Nutrition* 99, no. 5 (May 2008): 931–40.

[18]E. J. Giltay and L. J. G. Gooren,"Effects of Sex Steroid Deprivation/Administration on Hair Growth and Skin Sebum Production in Transsexual, Males and Females", *Journal of Clinical Endocrinology and Metabolism* 85, no. 8 (August 2000): 2913–21.

[19]J. M. H. Elbers et al.,"Effects of Sex Steroids on Components of the Insulin Resistance Syndrome in Transsexual Subjects", *Clinical Endocrinology* 58, no. 5 (May 2003): 562–71.

[20]M. J. Toth, A. Tchernof, C. K. Sites, and E. T. Poehlman,"Menopause-Related Changes in Body Fat Distribution", *Annals of the New York Academy of Sciences* 904 (May 2000): 502–6.

[21]S. M. Byrne, Z. Cooper, and C. G. Fairburn,"Psychological Predictors of Weight Regain in Obesity", *Behaviour Research and Therapy* 42, no. 11 (November 2004): 1341–56.

第 9 章　脂肪会聆听

[1]J. P. McNamara,"Role and Regulation of Metabolism in Adipose Tissue During Lactation", *Journal of Nutritional Biochemistry* 6, no. 3 (March 1995): 120–29.

[2]M. Rebuffé-Scrive, et al.,"Fat Cell Metabolism in Different Regions in Women: Effect of Mentrual Cycle, Pregnancy, and Lactation", *Journal of Clinical Investigation* 75, no. 6 (June 1985): 1973–76.

[3]Gareth Williams and Gema Fruhbeck, eds., *Obesity: Science to Practice* (Hoboken, NJ: Wiley-Blackwell, 2009).

[4]P. Cuatrecasas,"Interaction of Insulin with the Cell Membrane: The Primary Action of Insulin", *Proceedings of the National Academy of Sciences of the United States of America* 63, no. 2 (June 1969): 450–57.

[5]S. Bhasin et al.,"The Effects of Supraphysiologic Doses of Testosterone on Muscle Size and Strength in Normal Men", *New England Journal of Medicine* 335, no. 1 (July 4, 1996): 1–7.

[6]T. W. Burns et al.,"Pharmacological Characterizations of Adrenergic Receptors in Human Adipocytes", *Journal of Clinical Investigation* 67, no. 2 (February 1981): 467–75.

[7]I. Smilios et al.,"Hormonal Responses After Resistance Exercise Performed with Maximum and Submaximum Movement Velocities", *Applied Physiology, Nutrition, and Metabolism* 39, no. 3 (March 2014): 351–57.

[8]B. C. Nindl et al.,"Twenty-Hour Growth Hormone Secretory Profiles After Aerobic and Resistance Exercise", *Medicine and Science in Sports and Exercise* 46, no. 10 (October 2014): 1917–27.

[9]A. D. Kriketos et al.,"Exercise Increases Adiponectin Levels and Insulin Sensitivity in Humans", *Diabetes Care* 27, no. 2 (February 2004): 629–30.

[10]T. J. Saunders et al.,"Acute Exercise Increases Adiponectin Levels in Abdominally Obese Men", *Journal of Nutrition and Metabolism* 2012 (2012), article ID: 148729.

[11]L. A. Leiter, M. Grose, J. F. Yale, E. B. Marliss,"Catecholamine Responses to Hypo-caloric Diets and Fasting in Obese Human Subjects", *American Journal of Physiology* 247, no. 2, pt. 1 (August 1, 1984): E190–97.

[12]K. Y. Ho et al.,"Fasting Enhances Growth Hormone Secretion and Amplifies the Complex Rhythms of Growth Hormone Secretion in Man", *Journal of Clinical Investigation* 81, no. 4 (April 1988): 968–75.

[13]S. Taheri et al.,"Short Sleep Duration Is Associated with Reduced Leptin, Elevated Ghrelin, and Increased Body Mass Index", *PLoS Medicine* 1, no. 3 (December 2004): e62.

[14]K. Spiegel, E. Tasali, P. Penev, and E. Van Cauter,"Sleep Curtailment in Healthy Young Men Is Associated with Decreased Leptin Levels, Elevated Ghrelin Levels, and Increased Hunger and Appetite", *Annals of Internal Medicine* 141, no. 11 (December 2004): 846–50.

[15]R. L. Batterham et al.,"Critical Role for Peptide YY in Protein-Mediated Satiation and Body-Weight Regulation", *Cell Metabolism* 4, no. 3 (September 2006): 223–33.

[16]K. L. Knutson,"Does Inadequate Sleep Play a Role in Vulnerability to Obesity?", *American Journal of Human Biology* 24, no. 3 (May 2012): 361–71.

[17]P. T. Williams,"Evidence for the Incompatibility of Age-Neutral Overweight and Age-Neutral Physical Activity Standards from Runners", *American Journal of Clinical Nutrition* 65, no. 5 (May 1997): 1391–96.

[18]M. J. Cartwright, T. Tchkonia, and J. L. Kirkland,"Aging in Adipocytes: Potential Impact of Inherent, Depot-Specific Mechanisms", *Experimental Gerontology* 42, no. 6 (June 2007): 463–71.

第 10 章 脂肪控制之一：你该怎么做

[1]D. Zeevi et al.,"Personalized Nutrition by Prediction of Glycemic Responses", *Cell* 163, no. 5 (November 19, 2015): 1079–94.

[2]A. D. Kriketos et al.,"Exercise Increases Adiponectin Levels and Insulin Sensitivity in Humans", *Diabetes Care* 27, no. 2 (February 2004): 629–30.

[3]L. J. Goodyear and B. B. Kahn,"Exercise, Glucose Transport, and Insulin Sensitivity", *Annual Review of Medicine* 49 (February 1998): 235–61.

[4]E. R. Ropelle et al.,"IL-6 and IL-10 Anti-Inflammatory Activity Links Exercise to Hypothalamic Insulin and Leptin Sensitivity Through IKKb and ER Stress Inhibition", *PLoS Biology* 8, no. 8 (August 24, 2010): e1000465.

[5]D. J. Dyck,"Leptin Sensitivity in Skeletal Muscle Is Modulated by Diet and Exercise", *Exercise and Sport Sciences Reviews* 33, no. 4 (October 2005): 189–94.

[6]K. Y. Ho et al.,"Fasting Enhances Growth Hormone Secretion and Amplifies the Complex Rhythms of Growth Hormone Secretion in Man", *Journal of Clinical Investigation* 81, no. 4 (April 1988): 968–75.

[7]G. Frühbeck et al.,"Regulation of Adipocyte Lipolysis", *Nutrition Research Reviews* 27, no. 1 (June 2014): 63–93.

[8]M. L. Hartman et al.,"Augmented Growth Hormone (GH) Secretory Burst Frequency and Amplitude Mediate Enhanced GH Secretion During a Two-Day Fast in Normal Men", *Journal of Clinical Endocrinology and Metabolism* 74, no. 4 (April 1992): 757–65.

[9]A. F. Muller et al.,"Ghrelin Drives GH Secretion During Fasting in Man", *European Journal of Endocrinology* 146, no. 2 (February 2002): 203–7.

[10]J. E. Ahlskog, Y. E. Geda, N. R. Graff-Radford, and R. C. Petersen,"Physical Exercise as a Preventive or Disease-Modifying Treatment of Dementia and Brain Aging", *Mayo Clinic Proceedings* 86, no. 9 (September 2011): 876–84.

[11]L. Davidsen, B. Vistisen, and A. Astrup,"Impact of the Menstrual Cycle on Determinants of Energy Balance: A Putative Role in Weight Loss Attempts", *International Journal of Obesity* 31, no. 12 (December 2007): 1777–85.

[12]R. R. Wing and J. O. Hill,"Successful Weight Loss Maintenance", *Annual Review of Nutrition* 21 (2001): 323–41.

[13]R. R. Wing and S. Phelan,"Long-Term Weight Loss Maintenance", *American Journal of Clinical Nutrition* 82, no. S1 (July 2005): 222–25.

[14]M. L. Butryn, V. Webb, and T. A. Wadden,"Behavioral Treatment of Obesity", *Psychiatric Clinics of North America* 34, no. 4 (December 2011): 841–59.

[15]J. G. Thomas et al.,"Weight Loss Maintenance for 10 Years in the National Weight Control Registry", *American Journal of Preventive Medicine* 46, no. 1 (January 2014): 17–23.

第 11 章　用意志力战胜脂肪

[1]Ancel Keys, Josef Brozek, Austin Henschel, Olaf Mickelsen, and Henry Longstreet Taylor, *The Biology of Human Starvation* (Minneapolis: University of Minnesota Press, 1950).

[2]L. M. Kalm and R. D. Semba,"They Starved So That Others Be Better Fed: Remembering Ancel Keys and the Minnesota Experiment", *Journal of Nutrition* 135, no. 6 (June 1, 2005): 1347–52.

[3]M. Rosenbaum et al.,"Leptin Reverses Weight Loss-Induced Changes in Regional Neural Activity Responses to Visual Food Stimuli", *Journal of Clinical Investigation* 118, no. 7 (July 2008): 2583–91.

[4]M. Muraven,"Building Self-Control Strength: Practicing Self-Control Leads to Improved Self-Control Performance", *Journal of Experimental Social Psychology* 46, no. 2 (March 1, 2010): 465–68.

[5]L. H. Sweet et al.,"Brain Response to Food Stimulation in Obese, Normal Weight, and Successful Weight Loss Maintainers", *Obesity* 20, no. 11 (November 2012): 2220–25.

[6]S. M. McClure, D. I. Laibson, G. Lowenstein, and J. D. Cohen,"Separate Neural Systems Value Immediate and Delayed Monetary Rewards", *Science* 306, no. 5695 (October 15, 2004): 503–7.

[7]T. Bradford Bitterly, Robert Mislavsky, Hengchen Dai, and Katherine L. Milkman,"Want–Should Conflict: A Synthesis of Past Research", in *The Psychology of Desire*, ed. Wilhelm Hoffman and Loran Nordgren (New York: Guilford Press, 2015).

[8]H. Dai, K. L. Milkman, D. A. Hofmann, and B. R. Staats,"The Impact of Time at Work and Time Off from Work on Rule Compliance: The Case of Hand Hygiene in Health Care", *Journal of Applied Psychology* 100, no. 3 (May 2015): 846–62.

[9]M. Muraven and R. F. Baumeister,"Self-Regulation and Depletion of Limited Resources: Does Self-Control Resemble a Muscle?", *Psychological Bulletin*, 126, no. 2 (March 2000), 247–59.

[10]R. F. Baumeister, E. Bratslavsky, M. Muraven, and D. M. Tice,"Ego Depletion: Is the Active Self a Limited Resource?", *Journal of Personality and Social Psychology* 74, no. 5 (May 1998): 1252–65.

[11]D. M. Tice, R. F. Baumeister, D. Shmueli, and M. Muraven,"Restoring the Self: Positive Affect Helps Improve Self-Regulation Following Ego Depletion", *Journal of Experimental Social Psychology* 43 (2007): 379–84.

[12]Christine Haughney,"When Economy Sours, Tootsie Rolls Soothe Souls", *New York Times, March* 23, 2009.

[13]K. L. Milkman,"Unsure What the Future Will Bring? You May Overindulge: Uncertainty Increases the Appeal of Wants over Shoulds", *Organizational Behavior and Human Decision Processes* 119, no. 2 (November 2012) 163–76.

[14]M. Muraven, D. M. Tice, and R. F. Baumeister,"Self-Control as Limited Resource: Regulatory Depletion Patterns", *Journal of Personality and Social Psychology* 74, no. 3 (March 1998): 774–89.

[15]G. Charness and U. Gneezy,"Incentives to Exercise", *Econometrica* 77, no. 3 (May 2009), 909–31.

第 12 章　脂肪控制之二：我该怎么做

[1]K. Van Proeyen et al.,"Training in the Fasted State Improves Glucose Tolerance During Fat-Rich Diet", *Journal of Physiology* 588, pt. 21 (November 1, 2010): 4289–302.

[2]M. A. Alzoghaibi, S. R. Pandi-Perumal, M. M. Sharif, and A. S. BaHammam,"Diurnal Intermittent Fasting During Ramadan: The Effects on Leptin and Ghrelin Levels", *PLoS One* 9, no. 3 (March 17, 2014): e92214.

第 13 章　脂肪的未来

[1]P. A. Zuk et al.,"Multi-Lineage Cells from Human Adipose Tissue: Implications for Cell-Based Therapies", *Tissue Engineering* 7, no. 2 (April 2001): 211–26.

[2]S. Lendeckel et al.,"Autologous Stem Cells (Adipose) and Fibrin Glue Used to Treat Widespread Traumatic Calvarial Defects: Case Report", *Journal of CranioMaxillo-Facial Surgery* 32, no. 6 (December 2004): 370–73.

[3]C. Di Bella, P. Farlie, and A. J. Penington,"Bone Regeneration in a Rabbit Critical-Sized Skull Defect Using Autologous Adipose-Derived Cells", *Tissue Engineering. Part A* 14, no. 4 (April 2008): 483–90.

[4]E. Alt et al.,"Effect of Freshly Isolated Autologous Tissue Resident Stromal Cells on Cardiac Function and Perfusion Following Acute Myocardial Infarction", *International Journal of Cardiology* 144, no. 1 (September 24, 2010): 26–35.

[5]S. S. Collawn et al.,"Adipose-Derived Stromal Cells Accelerate Wound Healing in an Organotypic Raft Culture Model", *Annals of Plastic Surgery* 68, no. 5 (May 2012): 501–4.

[6]C. Nie et al.,"Locally Administered Adipose-Derived Stem Cells Accelerate Wound Healing Through Differentiation and Vasculogenesis", *Cell Transplant* 20, no. 2 (2011): 205–16.

[7]Fred Tasker,"Patients Own Fat Cells Plump up Face, Breasts, Buttocks", *Miami Herald*, September 2, 2011.

[8]Brett Flashnick,"Doctors Wary of Perry's Stem Cell Treatment", Associated Press, August 20, 2011.